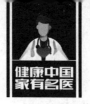

健康中国
家有名医

盆底疾病
诊断与治疗

总主编　王韬 教授
中国科普作家协会　医学科普创作专委会主任委员

主　编——王阳赟　施国伟　史朝亮　张丽文
副主编——周　丹　鲍时华　杨君毅　段　丽

U0202327

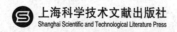
上海科学技术文献出版社
Shanghai Scientific and Technological Literature Press

图书在版编目（CIP）数据

盆底疾病诊断与治疗／王阳贇等主编 . 一上海：上海科学技术
文献出版社，2023
（健康中国·家有名医丛书）
ISBN 978-7-5439-8547-6

Ⅰ.①盆…　Ⅱ.①王…　Ⅲ.①骨盆底—功能性疾病—诊
疗—普及读物　Ⅳ.① R681.6-49

中国版本图书馆 CIP 数据核字 (2022) 第 043758 号

选题策划：张　树
责任编辑：付婷婷
封面设计：留白文化

盆底疾病诊断与治疗
PENDIJIBING ZHENDUAN YU ZHILIAO
主编　王阳贇　施国伟　史朝亮　张丽文　副主编　周丹　鲍时华　杨君毅　段丽
出版发行：上海科学技术文献出版社
地　　址：上海市长乐路 746 号
邮政编码：200040
经　　销：全国新华书店
印　　刷：商务印书馆上海印刷有限公司
开　　本：650mm×900mm　1/16
印　　张：16
字　　数：163 000
版　　次：2023 年 1 月第 1 版　2023 年 1 月第 1 次印刷
书　　号：ISBN 978-7-5439-8547-6
定　　价：48.00 元
http://www.sstlp.com

受上海市医学重点专科项目(ZK2019A03)及上海市"医苑新星"青年医学人才培养项目资助(2019)。

单位名称:复旦大学附属上海市第五人民医院泌尿外科
　　　　　盆底及男科疾病诊疗中心
　　　　　上海市闵行区盆底中心

"健康中国·家有名医"丛书总主编简介

王 韬

上海市同济医院急诊医学部主任兼创伤中心主任,上海领军人才,全国创新争先奖状、国家科技进步奖二等奖获得者,国家健康科普专家库首批成员,中国科协辟谣平台专家,国家电影局科幻电影科学顾问,中国科普期刊分级目录专家委员会成员,中国科普作家协会医学科普创作专委会主任委员,中华医学会《健康世界》杂志执行副总编。

盆底疾病诊断与治疗
作者简介

王阳赟

医学博士，复旦大学附属上海市第五人民医院泌尿外科副主任医师，盆底及男科疾病诊疗中心岗位负责人，功能泌尿专病主诊医师。中国初级卫生保健基金会中国男性健康科普专业委员会副主任委员，中国整形美容协会精准与数字医学分会私密专委会常委，上海中西医结合学会男科分会电生理学组副组长，上海医学会泌尿外科分会尿控整形学组秘书。获国家发明专利8项，临床转化3项，手术技术革新3项，主编书籍5部。获首届"女娲杯"全国女性泌尿手术视频大赛一等奖、第九届国际发明展览会金奖；获上海市巾帼建功标兵、上海市青年岗位能手、上海市卫生健康行业青年五四奖章、上海医学会泌尿男科青年英才、复旦大学十大优秀青年医师等称号。擅长：尿失禁、盆底器官脱垂、外生殖器官畸形、性功能障碍、排尿功能障碍，难治性泌尿系感染诊疗；女性、男性全生命周期盆底功能管理。专注临床个体化治疗方案制定及科学研究，热衷医学科普，全网粉丝100余万。

施国伟

主任医师、硕士生导师，复旦大学附属上海市第五人民医院泌尿外科主任、复旦大学泌尿外科研究所副所长，中国中西医结合学会泌尿外科专业委员会"性与生殖医学专业"学组副组长，中国康复医学会康复治疗专业委员会盆底康复学组副组长，上海市泌尿外科临床质量控制中心专家委员会组长，上海市医学会激光医学专科分会副主任委员。获上海市先进工作者称号、上海市首届区域名医称号、中国男性生殖健康奖年度人物奖。擅长泌尿系结石、肿瘤、梗阻、盆底功能障碍等疾病的诊断与治疗，在泌尿外科微创手术方面特别是腹腔镜手术、经尿道前列腺激光术、输尿管镜手术方面颇有造诣。

史朝亮

盆底治疗师，管理学硕士，复旦大学附属上海市第五人民医院盆底及男科疾病诊疗中心盆底康复组组长，上海市医苑新星健康讲师，上海市专利工作者，上海市专利转化专员，复旦大学医学科普青年联盟理事，中国整形美容协会私密整形委员会委员，复旦大学附属上海市第五人民医院阳光青团负责人，获得国家专利授权 15 项，其中发明专利 3 项，发表学术论文 7 篇，其中 SCI 论文 1 篇，获上海市医学科技奖三等奖，获第九届国际发明展览会金奖。

张丽文

主任医师、硕士生导师，教授，复旦大学附属上海市第五人民医院妇产科主任。从事妇产科工作 29 年。上海市闵行区妇科质控组组长、中国优生科学协会委员、上海市医学会二级医院管理协作组委员、上海市医学会围产分会委员、上海市优生优育协会早产预防和诊疗专委会委员。2010 年在美国 Duke 大学研修 1 年。2016 年参加美国哈佛大学举办的为期一年的研修班。擅长妇科良恶性肿瘤、盆底功能障碍性疾病的诊断及微创手术治疗；此外还擅长围绝经期妇女健康管理及月经失调诊治；在产科方面擅长高危妊娠的处理。近 5 年发表 SCI 文章10 余篇。

"健康中国·家有名医" 丛书编委会

本书编委会

孙美洁　辽宁省盘锦市中心医院

李春花　复旦大学附属上海市第五人民医院

李慧玲　北京大学人民医院

杨　振　上海市闵行区梅陇社区卫生服务中心

杨君毅　复旦大学附属华山医院

杨剑辉　宁波大学医学院附属医院

何立浩　上海市闵行区吴泾社区卫生服务中心

宋奇翔　上海交通大学医学院附属仁济医院

张丽文　复旦大学附属上海市第五人民医院

张燕宾　复旦大学附属上海市第五人民医院

陈　凌　上海市闵行区莘庄社区卫生服务中心

陈文杰　复旦大学附属上海市第五人民医院

金慧宏　上海市闵行区七宝社区卫生服务中心

周　丹　上海城建职业学院

段　丽　复旦大学附属上海市第五人民医院

段先忠　云南省保山市第二人民医院

施国伟　复旦大学附属上海市第五人民医院

姚佳玲　复旦大学附属上海市第五人民医院

黄　婷　复旦大学附属上海市第五人民医院

屠民琦　复旦大学附属上海市第五人民医院

董嘉天　上海市闵行区浦江社区卫生服务中心

蒋良华　上海市闵行区江川社区卫生服务中心

焦　伟　复旦大学附属上海市第五人民医院

鲍时华　上海市第一妇婴保健院

潘慧仙　杭州市第三人民医院

魏　弨　复旦大学附属上海市第五人民医院

总　序

近日，中共中央办公厅、国务院办公厅印发了《关于新时代进一步加强科学技术普及工作的意见》，从加强科普能力建设、促进科普与科技创新协同发展等七个方面着重强调了科普是国家和社会普及科学技术知识、弘扬科学精神、传播科学思想、倡导科学方法的活动，是实现创新发展的重要基础性工作。这是对新时代科普工作提出新的明确要求，是推动新时代科普创新发展的重大契机。为响应号召，推进完成在科普发展导向上强化战略使命、发挥科技创新对科普工作的引领作用、发挥科普对于科技成果转化的促进作用的三大重要科普任务；促进我国科普事业蓬勃发展，营造热爱科学、崇尚创新的社会氛围，构建人类命运共同体，上海科学技术文献出版社特此策划推出"健康中国·家有名医丛书"。

健康是人最宝贵的财富，然而疾病是其绕不开的话题。随着社会发展，在人们物质水平提高的同时，这让更多人认识到健康的重要性，激发了全社会健康意识的觉醒。对健康的追求也有着更高的目标，不再局限于简单的治已病，而是更注重"未病先防、既病防变、愈后防复"。多方面的因素使得全民健康成为"热门"话题。

现代社会快节奏和高强度的生活方式，使我们常常处于亚健康状态。美食诱惑、运动不足、嗜好烟酒，往往导致肥胖，诱发高血压、高血脂、高血糖、高尿酸乃至冠心病、脑卒中，甚至损伤肺功能，造成肾功能衰退，而久病卧床又会造成肺炎、压疮、下肢血管栓塞等衍生疾病……凡此种种，严重影响人们的健康生活。

"经济要发展，健康要上去"，是每个老百姓的追求。"健康中

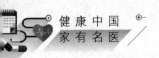
国"不是一个口号，也不是一串数字。人民健康是民族昌盛和国家富强的重要标志，健康是人们最具普遍意义的美好生活需要。该丛书遴选临床常见病、多发病，为广大读者提供一套随时可以查阅的医学科普读物。

这套丛书，为广大读者提供一份随时可以查阅的医学手册，帮助读者了解与疾病预防治疗相关的各类知识，探索疾病发生发展的脉络，为找寻最合适的治疗方法提供参考。为全社会健康保驾护航，让大众更加关注基础疾病的治疗，提高机体免疫力。在为患者答疑解惑的同时，也传递了重要的健康理念。

本丛书秉承上海科学技术文献出版社曾经出版的"挂号费"丛书理念，作为医学科普读物，为广大读者详细介绍了各类常见疾病发病情况，疾病的预防、治疗，生活中的饮食、调养，疾病之间的关系，治疗的误区，患者的日常注意事项等。其内容新颖、系统、实用，适合患者、患者家属及广大群众阅读，对医生临床实践也具有一定的参考价值。本丛书版式活泼大气、文字舒展，采用一问一答的形式，逻辑严密、条理清晰、方便阅读，便于读者理解；行文深入浅出，对晦涩难懂的术语采用通俗表达，降低阅读门槛，方便读者获取有效信息，是可以反复阅读、随时查询的家庭读物，宛若一位指掌可取的"家庭医生"。

本丛书诚邀上海各三甲医院专科医生担任主编撰稿，每册书十万余字，一病一书，精选最为常见和患者最为关心的内容，删繁就简，避免连篇累牍又突出重点。本套"健康中国·家有名医"丛书在 2020 年出版了第一辑 21 册，现在第二辑 27 册也顺利与广大读者见面了。

这是一份送给社会和大众的健康礼物，看到丛书出版，我甚是欣慰。衷心盼望丛书可以让大众更了解疾病、更重视健康、更懂得未病先防，为健康中国事业添砖加瓦。

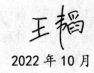

2022 年 10 月

目　录

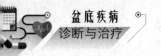

你们有过这些疑问吗

盆底是什么

盆底是一个既有趣又复杂的区域,它和我们熟悉的骨盆密不可分。

骨盆(图1)连接着人的上半身与下半身,通俗来说,就是我们胯所在的地方。骨盆由4块骨头组成,分别为后方的骶骨、尾骨以及左右两侧的髋骨。

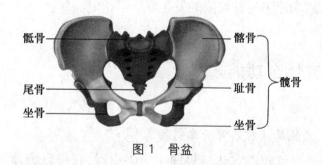

骶骨　　髂骨

尾骨　　耻骨　　髋骨

坐骨　　坐骨

图1　骨盆

骨盆的底就是盆底(图2)。狭义的盆底是指由封闭骨盆出口的多层肌肉和筋膜构成的软底,广义的盆底是指由从腹膜到会阴皮肤之间的所有结构所构成的底,这些结构包含肌肉、筋膜,还有盆腔里的重要器官,因此,盆腔器官也是盆底的一部分。

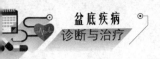

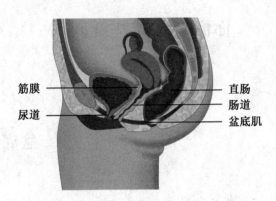

筋膜 —— —— 直肠
—— 肠道
尿道 —— —— 盆底肌

图2 盆底与盆腔器官

盆底并不是一个如铜墙铁壁般坚硬的底,首先它是软的;其次有腔道(女性的尿道、阴道、直肠,男性的尿道、直肠)穿过盆底与外界相通。这样的结构虽然对执行盆底的生理功能有利,但也为盆底功能障碍性疾病的发生埋下了伏笔。

盆底有什么功能

1. 盆底是盆腔器官的牵引器

盆底是盆腔器官休息最理想的牵引器,它可以为盆腔器官提供上提和支撑的力量。一旦盆底松弛,为盆腔器官提供的支持力量不足,盆腔器官便会趁机"钻空子"。阴道、子宫、膀胱是最容易往下掉的,因此,产后及中老年女性容易发生阴道前壁膨出、膀胱脱垂、子宫脱垂、后壁膨出。不仅如此,还可能会发生漏尿、阴道松弛(夫妻生活时阴道会有"扑哧扑哧"声。)

2. 盆底是大小便的总开关

你有遇到过这样一些尴尬吗？和朋友聊得正高兴，哈哈大笑，却突然感觉尿液好像不由自主流出来了(图3)；又或者好几天了，好不容易想去厕所解大便，但是使出了浑身解数，却还是只拉出来一点点。其实，这些都可能与盆底功能异常有关。盆底一旦松弛或过于紧张，要想拥有正常的大小便功能就会变得非常困难，这是因为总开关不灵了。

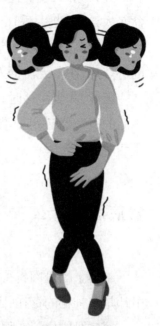

图3　漏尿抓狂

正常情况下，盆底肌收缩，阻止盆腔器官中的液体、固体和气体漏出，起到控尿和控便的作用；盆底肌放松，大、小便则会顺利排出。健康的盆底肌可以自动对抗打喷嚏、跑步或提重物时引起的腹压变化，保持尿液不漏出。如果排尿或排便时，盆底肌过分紧张，则可能会导致尿不出、拉不出；而如果盆底肌过于松弛，则可能会出现漏尿或大便失禁。

3. 盆底是夫妻生活的调节器

夫妻生活本是一件令夫妻双方都愉悦的事情，但是很多人却遭受夫妻生活不和谐的困扰。夫妻生活没兴趣、再怎么努力也无法达到性高潮、不时传出尴尬的"扑哧扑哧"声、阴道疼痛等，这些都给原本幸福的夫妻生活蒙上一层阴影。

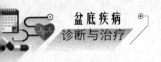

　　究其原因,我们发现导致这些尴尬的罪魁祸首竟然是盆底。盆底太松,夫妻生活时可能会出现扑哧扑哧声、阴道不紧致、感受不到性高潮;盆底太紧(由于肌肉放松不良引起的),可能会有同房疼痛、阴茎无法插入的尴尬。

　　因此,夫妻生活时,盆底过松或过紧都不行。盆底这个夫妻生活的调节器一定要准确调节,才能让夫妻双方拥有和谐的性生活。

盆底肌是什么

　　胳膊上的肌肉看得见,也能摸得着,但是盆底肌在人们印象中却是个神秘的存在,因为你忽视了它。

　　盆底肌的位置在哪里? 盆底肌的结构是怎样的?

　　盆底肌,顾名思义,就是盆底的肌肉,向前附着于耻骨下,向后附着于骶尾骨,向两侧附着于盆腔侧壁和坐骨。

　　1. 盆底肌,不止一层

　　盆底肌肉由外到内分为三层,分别为外层、中层和内层。

　　外层包括球海绵体肌、坐骨海绵体肌、会阴浅横肌和肛门外括约肌(图4)。这层肌肉在阴道与肛门之间汇合,形成会阴中心腱,又称会阴体。会阴体有固定盆底、支撑盆腔器官的作用,是阻止盆腔器官脱垂的最后一道防线。

　　中层包括尿道阴道括约肌、会阴深横肌,这层的肌肉范围较广,可以协助增强对盆腔器官的支撑。

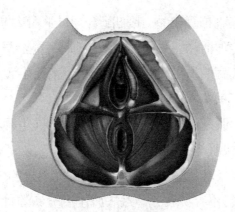

图 4　外层盆底肌

内层盆底肌就是我们通常所说的狭义上的盆底肌(图 5)。由肛提肌和一对尾骨肌组成。肛提肌是一组强大的肌群,盆腔器官主要的支持力量就来源于它,包括耻骨阴道肌、耻骨直肠肌、耻骨尾骨肌和髂尾肌。尾骨肌则参与固定骶骨和尾骨的位置,帮助托住盆腔器官。

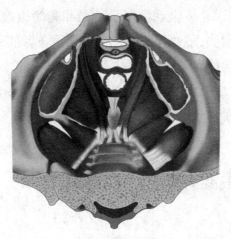

图 5　内层盆底肌

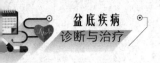

三层盆底肌相互支持,密切配合,共同保障排尿、排便和性生活等正常生理活动。如果盆底肌受损,可能会导致漏尿、盆腔器官脱垂等疾病的发生,同时也可能会带来性生活的不和谐。

2. 盆底肌的微观世界——肌纤维

肛提肌的肌纤维分为两种类型,Ⅰ型肌(也称慢肌纤维)和Ⅱ型肌(也称快肌纤维)。

Ⅰ型肌在安静状态下维持盆底肌发挥承托的作用。它的特点是收缩较慢,不容易疲劳。盆底肌主要分布着此类型肌纤维,占比70%以上。如果把肌纤维比作运动员的话,那Ⅰ型肌就相当于长跑运动员,速度不是很快,但是可以坚持很久。

Ⅱ型肌与盆底肌快速收缩功能有关,它的特点是收缩快速,但是易疲劳,是高强度运动时的力量来源。Ⅱ型肌约占30%,多集中在尿道和肛门周围。在腹压增加的情况下,比如咳嗽时快速收缩盆底肌,这样小便就不会漏出来,此时发挥主要作用的肌肉便是Ⅱ型肌。Ⅱ型肌就相当于百米冲刺的短跑运动员,反应迅速,爆发力很强,能快速承担起突发情况下盆底肌对盆腔器官的支持、控尿和控便。

盆底肌在我们的日常生活中发挥了举足轻重的作用。呵护盆底,从盆底肌开始!

男性盆底主要有哪些生殖器官

盆底肌就像一张吊网,将人体骨盆底部连接在一起,共同包围形成盆腔。盆底肌肉群围绕在尿道、阴茎根部和直肠开口的周围,支撑着盆腔和腹腔器官,还会协同作用于膀胱、肠道和性功能。因此,盆底肌肉和性功能、排尿功能、排便功能等都有密切联系。

男性盆腔中包含泌尿系统、生殖系统、消化系统脏器。

首先盆腔中有结直肠、膀胱、输尿管,这些器官不分男女,是构成人体正常运转的重要组成部分。

而男性生殖系统包括外生殖器官:阴茎、阴囊;内生殖器官:睾丸、附睾、输精管、射精管、精囊腺、前列腺、尿道球腺等。

位于盆腔的生殖器官包括作为生命腺的前列腺,它犹如水龙头开关一样控制着男性的身体,男性的排尿和射精动作都与它密切相关,其重要性不言而喻。前列腺是一个实质性腺体,像栗子样大小,其分泌物为精液的主要成分。前列腺包绕近端尿道,后面紧贴直肠,上邻膀胱底部,尿道从前列腺内穿过。而输精管左右各 1 条,是输送精子的管道。管内分泌液体供精子营养,输精管收缩能使精子排出。输精管从睾丸附睾上行通过骨盆进入下腹部与精囊腺相接,精囊腺的排泄管接射精管,其开口于尿道前列腺部。精囊有两个,前后略扁如囊状,作为储存精液的容器,位于膀胱后方、前列腺上方。精囊分泌液同样是精液组成的一部分。

男性一生可能要面临众多盆底功能障碍带来的困扰:勃起功能障碍、阳痿、早泄等性功能问题,尿频、尿急、尿不尽等前列腺问题;长期便秘、痔疮等排便问题。另外,男性因为久坐、吸烟、饮酒、缺乏锻炼所致肥胖更是增加了盆底疾病的发病概率。

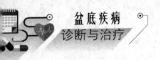

其中最常见的就是前列腺疾病,炎症、增生、癌症这三种常见疾病威胁着前列腺的健康。许多男同胞一生中都会遭受一次前列腺问题的困扰。比如,我国一项流行病学调查显示,前列腺炎患者在泌尿外科门诊患者中约占25%,而约有50%的男性一生中出现过不同程度的前列腺炎样症状。可见保护好前列腺对于男性健康至关重要。

女性盆底主要有哪些生殖器官

女性盆腔内的生殖器官有子宫、阴道、卵巢和输卵管(图6)。

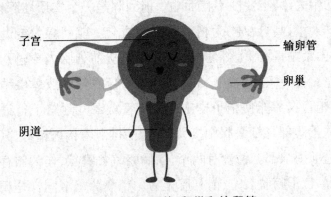

图6　子宫、阴道、卵巢和输卵管

1. 子宫

我们把子宫比作一位贵妇人,它坐在八抬大轿之上。其周围不仅有韧带牢牢固定,也有盆底肌稳稳地支撑。子宫正常情况下呈轻度前倾、前屈位。这个体位可以理解为子宫是趴在膀胱上的。子宫"能屈能伸"，怀孕前只有约 50 g，大概一个鸡蛋大小，但是到了孕晚期，子宫体积增加 1 000 倍，重量增加近 20 倍，在这里胎儿可以慢慢长大。

子宫在一生中可能会历经衰老，也可能会遭遇手术等，这些因素都可能会导致子宫无意间掉下来，导致子宫脱垂的发生。如果子宫脱垂严重，患者可能会摸到下体有团肉或感到小腹坠胀等。

2. 阴道

阴道，是通往子宫的一个通道。精子从这里进入子宫与卵子结合，孕育生命。阴道有前后壁，还有顶部的穹隆，阴道前壁短，长 7～9 cm，贴着膀胱和尿道。阴道后壁较长，10～12 cm，与直肠相邻，阴道的左邻右舍都是非常重要的。妊娠、分娩、年龄增长、长期重体力劳动、盆腔手术等因素都可能会导致阴道发生前、后壁膨出，从而引发排尿或排便障碍、同房不适等问题。

3. 卵巢

女性能焕发青春活力，卵巢的作用功不可没。卵巢是分泌女性激素和产生卵子的地方。女性发育成熟后，卵巢会分泌雌激素和孕激素，这就是月经来潮的原因。卵巢一旦有问题，会皮肤变差、松弛、弹性降低，身体健康也可能会出现问题。

如果由于各种原因卵巢萎缩，雌激素水平也下降，可能会发生卵巢早衰。因此，保持卵巢正常，预防卵巢早衰是当下女性越来越关注的健康话题。

4. 输卵管

如果把子宫比作贵妇人，那输卵管就是贵妇人的两条大辫子了。它的内侧与子宫角相连，向外延伸至左、右卵巢。输卵管

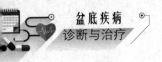

是一个长 10～12 cm,细长而弯曲,外圆中空的肌性管道。因为输卵管是精子和卵子约会的地方,所以又被称作精卵相会的"鹊桥"。同时,输卵管也是输送受精卵进入子宫的通道。

每个输卵管分为间质部、峡部、壶腹部和伞端四个部分。间质部包含在子宫的肌肉内,是子宫和输卵管的连接部;峡部是输卵管最细的地方;壶腹部较粗,里面的空间较大,所以精子和卵子会选择在这里汇合;伞端就像张开的大手,会及时捡拾卵巢排出的卵子,并使得它们进入壶腹部,等待精子的到来。

由于宫腔操作、盆腔感染等引起输卵管阻塞、粘连或积水,造成精卵无法相会或不能把受精卵送进子宫,就发生不孕或宫外孕了。

盆底肌会出现哪些异常

憋不住尿、走路时阴道内有异物感、阴道松弛总漏气、阴道痉挛无法正常性生活……这些可能都是盆底肌异常惹的祸。盆底肌异常导致的盆底功能下降,可能会引发尿失禁、盆腔器官脱垂、排便障碍(便秘、大便失禁)、性功能障碍(性欲障碍、性唤起障碍、性高潮障碍、性交痛)和盆底痛(外阴痛、膀胱痛、肛门直肠痛)等盆底功能障碍性疾病。

根据盆底肌评估的结果,可将盆底肌异常的状态分为松弛型或活动减弱型、过度活动型和混合型(同时存在活动减弱与过度活动)。

1. 活动减弱型

盆底表面肌电 Glazer 评估结果为活动减弱型的盆底肌,从评估指标上来看,快肌肌力、慢肌肌力和耐力往往都会有所下降,盆底肌的稳定性也会比较差。这种类型的盆底肌,患者一般会表现为盆底肌的支持功能降低,可能会出现阴道松弛、盆腔器官脱垂(图 7)等症状,也可能会表现为盆底肌的括约功能下降,无法控制排尿、排便,出

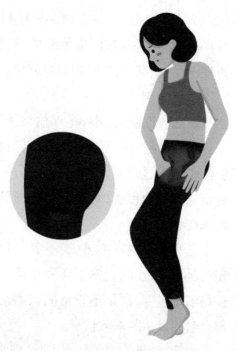

图 7 盆腔器官脱垂

现尿失禁、大便失禁等问题。此外,活动减弱型的盆底肌可能还会导致性高潮缺失等性功能障碍的发生。

2. 过度活动型

盆底表面肌电 Glazer 评估结果为过度活动型的盆底肌,从评估指标上来看,静息状态下肌肉的张力一般会有明显升高,盆底肌收缩后的放松时间明显延长,盆底肌稳定性往往也会较差,而快肌肌力、慢肌肌力和耐力可能正常也可能会降低,根据患者的情况会有所不同。过度活动型的盆底肌常常会导致性生活疼痛、急迫性尿失禁(尿频、尿急、憋不住尿)、膀胱过度活动症(以

尿急为主要特征,往往表现为尿频和夜尿增多,伴或不伴有急迫性尿失禁)、便秘(盆底失弛缓型便秘,临床多表现为排便费力、排便不尽感、肛门梗阻等)、盆腔疼痛、性交痛等。

3. 混合型

盆底表面肌电 Glazer 评估结果为混合型的盆底肌,从评估指标上看,既有快肌肌力、慢肌肌力和耐力降低,又有静息状态肌肉张力明显升高,盆底肌收缩后的放松时间明显延长。如混合型尿失禁的患者,既有活动减弱型又有过度活动型盆底肌的临床症状。

盆底肌虽说看不见、摸不着,但是一不小心,它可能就会出现各种异常,影响正常工作和生活。不管是盆底肌的活动减弱还是活动过度,都是不正常的状态,会表现出相应的症状,这些都是盆底发出的求救信号。

因此,如果盆底肌异常,建议在临床医生指导下尽快进行治疗,尽早恢复盆底肌的正常状态。

盆底异常会带来哪些常见疾病

我们可能会听说妈妈或者奶奶辈的人有漏尿、脱垂等盆底问题,近几年来,我们越来越多地听到很多产后妈妈也面临这些问题。其实这都是盆底功能异常导致的。

这类由盆底功能异常导致的盆底疾病,医学上称之为盆底功能障碍性疾病(图 8),对女性来说是一种常见病和高发病。盆底功能障碍性疾病是指盆底支持结构(盆底肌和结缔组织)由于退化、损伤等因素,导致盆底支持下降或肌肉功能减退,使盆腔器官发生移位或功能失调而出现的一系列症状。主要包括尿失禁、盆底器官脱垂、性功能障碍、慢性盆腔疼痛和排便障碍。

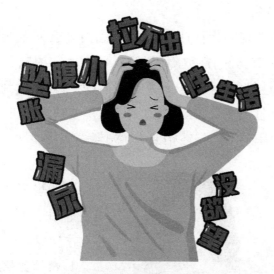

图8 盆底功能障碍性疾病

1. 尿失禁

尿失禁,通俗来讲就是尿液不自主地从尿道流出,以压力性尿失禁(咳嗽、大笑等腹压增加情况下尿液不自主地流出)、急迫性尿失禁(有强烈尿意或尿急感后,尿液无法控制而不自主流出)和混合型尿失禁(同时存在压力性尿失禁和急迫性尿失禁)最为常见。

2. 盆腔器官脱垂

盆腔器官脱垂是由于盆底支持组织(盆底肌与结缔组织)缺

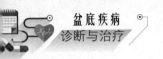

陷或松弛引起的盆腔器官(膀胱、尿道、子宫、阴道、直肠)下降或移位而引发的位置异常。常见的盆腔器官脱垂为阴道前壁膨出、阴道后壁膨出、子宫脱垂、阴道穹隆脱垂和肠疝。往往表现为阴道口摸到肿物、腰部疼痛、小腹坠胀等多种不适。

3. 性功能障碍

女性性功能障碍往往差异比较大,可能会发生在性反应周期的各个环节,分为性欲障碍(多表现为性欲望减退和对性厌恶,并拒绝性伴侣的接触)、性唤起障碍(始终无法达到或维持足够性兴奋)、性高潮障碍(难以达到性高潮或缺乏性快感)和性交疼痛障碍(阴道痉挛、与性相关的生殖器疼痛或非性交引起的刺激而导致的疼痛)。性生活障碍的患者往往无法正常进行性生活,严重影响性生活质量。

4. 慢性盆腔疼痛

慢性盆腔疼痛患者多感知到与骨盆有关的慢性或持续性疼痛,这种疼痛往往与消极或负面的认知、行为、性和情感有关,并可能会带来相关的盆底或妇科功能障碍的症状(图9)。慢性盆腔疼痛主要分为妇科疼痛综合征

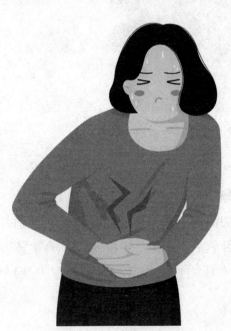

图9 慢性盆腔疼痛

（多表现为外阴烧灼样痛）、泌尿系统综合征（常见症状为尿频、尿急、夜尿及耻骨弓上压迫感）和消化道系统综合征（主要包括肠易激综合征和功能性肛门直肠痛）。

5. **排便障碍**

因盆底功能异常而导致的排便障碍主要分为功能性便秘和大便失禁。功能性便秘多表现为排便费时费力、排便不尽感、肛门直肠堵塞感等。大便失禁是指不能自主控制液体和固体粪便。大便失禁又分为急迫性大便失禁（无法控制便意而不由自主的漏便）、被动大便失禁（没有排便意识而导致的失禁）和粪渗漏（多表现为内衣裤粪染）。

盆底异常会导致各种盆底功能障碍性疾病的发生。保护盆底，远离盆底疾病！

盆底肌张力高好吗

盆底肌张力高可不是一件好事！

肌张力是指肌肉组织在静息状态下的一种不随意的、持续且微小的收缩，是被动活动肢体或按压肌肉时所感觉到的阻力。肌张力是维持身体各种姿势和正常活动的基础。举个简单例子，为什么我们大多数人站着、坐着或躺着的时候都不会出现漏尿的现象，那是因为盆底肌一直在进行不随意的、持续且微小的收缩，通过静息时的肌张力把尿道关闭了，实现了静息状态的控尿，所以说正常的盆底肌张力是控尿的基础。

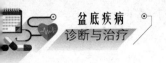

为什么盆底肌张力不是越高越好呢？因为盆底肌张力高最终会导致盆底功能障碍。

(1) 影响血液循环，造成肌肉缺血缺氧：过高的盆底肌肌张力会导致盆底和盆腔血液循环下降，肌肉收缩产生最大收缩力20%的力量时，血流灌注会下降80%。持续的缺血缺氧，促进炎症介质和致痛物质的释放，而产生盆腔疼痛。

(2) 影响盆底的生理功能：盆底肌的两大重要功能即收缩和放松。盆底肌收缩从而发挥控尿、控便和达到性高潮等功能，盆底肌放松则有利于排尿、排便和性生活时阴茎的插入。盆底肌张力高者，盆底肌的放松功能受到严重影响，在需要盆底肌放松时不能有效放松，因此可能出现尿潴留、尿频、尿急、便秘、性交疼痛等问题。当盆底肌长期得不到有效放松后，盆底肌的收缩功能也会受损，继而出现压力性尿失禁、盆腔器官脱垂等问题。

盆底肌张力受到很多因素的影响，主要如下。

(1) 疾病：子宫内膜异位症、慢性盆腔炎等可导致肌张力增高。

(2) 体位的影响：不良的姿势，如跛行患者一侧盆底肌张力明显高于另一侧。

(3) 局部压力的变化：局部肢体受压可使肌张力增高，如穿紧而挤的裤子和衣服。

(4) 主观因素的影响：如压力性尿失禁的患者，担心漏尿会长期夹紧盆底而使盆底肌张力增高。

(5) 精神因素的影响：紧张和焦虑情绪以及不良的心理状态都会使盆底肌张力增高。

盆底肌松弛会发生什么

盆底肌在控尿、控便和性生活中有着重要的作用,那么盆底肌松弛了会发生什么呢(图10)?

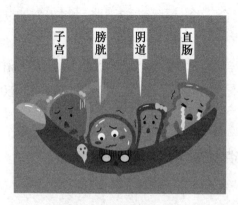

图 10　盆底肌松弛

(1) 尿失禁等下尿路症状:盆底肌松弛,对膀胱、尿道的支持能力和对尿道的闭合能力均下降,非常容易出现咳嗽、打喷嚏、大笑时漏尿的情况,还会出现尿频、尿急等现象。

(2) 盆腔器官脱垂:盆底肌松弛,对盆腔器官的支持能力下降,会出现阴道前壁膨出、子宫和穹隆脱垂、阴道后壁膨出的盆腔器官脱垂的现象。

(3) 大便失禁:盆底肌中参与排便控制的是耻骨直肠肌和肛门外括约肌。当盆底肌松弛后,可能出现静息或腹压突然增加引起的压力性和急迫性大便失禁。

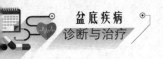

（4）便秘：盆底肌松弛，易造成直肠前突，使粪便滞留于突向阴道内的囊袋内，而造成便秘。

（5）阴道松弛、性快感缺失：肛提肌有缩紧阴道，维持阴道正常功能和增加性快感的重要作用。肛提肌松弛后，阴道变松弛，性快感缺失。

（6）增加泌尿、生殖系统感染的风险：盆底肌松弛，使尿道外口和阴道口闭合不全，屏障功能下降，增加感染的机会，易反复发生尿路感染和阴道炎。

（7）腰背部肌肉酸痛：盆底肌松弛，导致腹压出现变化，使得腰椎向前突出，增加腰背部受力，出现腰背部肌肉酸痛。

盆底肌松弛就和年龄相关吗

人老了，随着胶原的流失，皮肤变得松弛，长皱纹，盆底肌也会随着年龄增长而松弛。那盆底肌松弛就只和年龄相关吗？不是的。盆底肌松弛还与其他很多因素相关。

（1）妊娠：妊娠期间子宫整体的重量及体积随着妊娠周数的增加而不断增加，盆腔器官重力与盆底支撑力的合力由向后下逐渐变为向下。随着妊娠的进展，盆底肌受到持续的牵拉和压迫而发生慢性损伤，同时由于牵拉和压迫也会造成盆底神经的慢性损伤，而加重盆底肌的损伤。

（2）分娩：分娩过程，尤其是阴道分娩，盆底肌受到胎头的压迫和牵拉，其伸展程度超出盆底肌的生理伸展程度，造成盆底肌从附着处撕裂或内部结构断裂,而引起盆底肌的急性损伤。

(3)肥胖:盆腔内脏的脂肪增加了盆底肌肉的负担,使盆底肌长时间处在高负荷下而受损。

(4)长期腹压增加:慢性便秘、长期咳嗽、重体力活、大量高强度运动等造成长期腹压增加,加重盆底肌的负担,而损伤盆底肌。

(5)盆腔手术:盆腔手术中,损伤盆底肌肉的附着处或切断支配盆底肌的神经,使盆底肌肉功能下降。

年纪大就会漏尿吗

很多人以为,年纪大了,身体机能也退化了,有漏尿很正常。确实,对于中老年女性来说,雌激素水平会随年龄增大而下降。雌激素作为维持盆底组织结构、张力、胶原含量、血供及神经再生所必需的因素之一,对于盆底发挥正常生理功能至关重要。低雌激素水平使得 III 型胶原纤维减少,对尿道及膀胱的承托力下降,影响尿控并增加盆腔器官脱垂

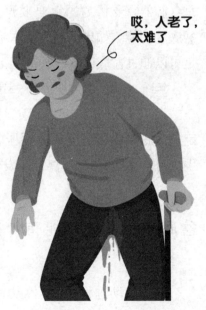

哎,人老了,太难了

图 11　老年女性漏尿

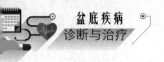

的发生风险,还会导致阴道松弛、慢性盆腔疼痛等盆底功能障碍性疾病。因此,中老年女性漏尿很常见,全国60岁以上老年女性尿失禁的发生率大约为37.7%。但这不是一种正常现象(图11),漏尿说明盆底功能下降,如果通过盆底康复将盆底功能恢复正常,漏尿就不会发生了。

年龄,不是漏尿的借口。其实,即使已经上了年纪,只要精心呵护盆底,保持盆底健康,漏尿便不会发生。

步入中老年后,盆底功能下降是自然的衰老结果,但由此而导致的漏尿并不是不可避免。首先,应该主观上重视盆底健康,每1～2年进行一次盆底肌评估,及早发现盆底功能的变化;其次,保持每天规律的盆底肌锻炼,让盆底肌常用常新。盆底肌是盆腔器官支持力的主要来源,盆底肌的健康程度直接关系到盆底的功能。如果已经有漏尿症状,也不用紧张,轻中度的漏尿是可以通过盆底康复改善甚至治愈的。

年纪大就会漏尿吗?不一定!年龄只是诱发漏尿的因素之一。上了年纪后,只要做到定期盆底肌筛查、坚持盆底肌锻炼、定期盆底康复和避免诱发漏尿的危险因素,漏尿便可能不会发生。呵护盆底健康,远离漏尿发生!

盆底和女性性功能有什么关系

在性活动过程中,女性从性欲开始唤起到性交结束的重新恢复,有一个周期性规律,这就是性反应周期,包括兴奋期、持续期(平台期)、高潮期和消退期。盆底功能与女性健康的性周期密切相关,女性性功能障碍通常与伴随的盆底障碍有关。

(1)兴奋期:指从女性性欲被唤起,身体开始呈现性紧张的阶段,该阶段时间较长。在性唤起过程中,耻骨阴道肌等盆底肌深层肌肉收缩,阴道顺应性改变;坐骨海绵体肌等浅层肌肉非节律收缩,使阴道口环绕紧缩,阴道保持张力和压力,增强性唤起。在此阶段,阴蒂勃起而增大,阴道内三分之二扩张,子宫向上提升。

(2)持续期:又称平台期,是指性高潮到来之前,性唤起或性紧张达到一个较高而稳定的水平,大约持续半分钟至几分钟。耻骨尾骨肌等深层肌肉持续收缩,使子宫上移,阴道内扩张,阴道压力和张力持续增加。此阶段,盆底浅层肌肉特别是坐骨海绵体肌等持续收缩,使阴道口环绕紧缩,并保持压力和张力。盆底肌在阴茎插入时放松,在阴茎抽出时收缩,因而产生有效的摩擦和神经刺激。该信息传导至大脑的性中枢,进一步引起性活动时的系列反应,如性激素分泌等。

(3)高潮期:指女性身心紧张的状态达到了顶峰和性发泄阶段,是性反应周期中持续时间最短的阶段,只有数秒钟。此阶段,Ⅱ类肌纤维(快肌纤维)节律收缩,这种非自主收缩肌快感强度,受制于肛提肌,尤其是耻尾肌等深层肌肉的收缩能力;浅层肌肉特别是坐骨海绵体肌等在Ⅰ类肌纤维持续收缩的基础上,强烈节律收缩Ⅱ类肌纤维,使阴道口环绕紧缩。

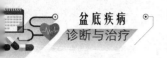

(4) 消退期:指性紧张状态逐渐松弛和消散的阶段,往往持续10~15分钟。此阶段盆底肌放松,恢复到正常未受刺激的状态。

盆底和男性性功能有什么关系

随着近些年对盆底的科普,很多人对女性盆底很熟悉,但对男性盆底,很多人的了解都是一片空白,其实男性也是有盆底肌的,其功能与女性盆底肌功能类似,也是有承托、管控、性三大功能,共同维持盆底肌正常功能。其中坐骨海绵体肌、球海绵体肌、耻骨尾骨肌参与性生活。

盆底的肌肉群参与阴茎的勃起和射精的整个过程,包括在勃起过程中,盆底肌收缩不仅可以增强勃起的硬度,且对勃起的阴茎有固定作用,以便性生活能够顺利进行。同时在性交过程中,盆底肌强有力的收缩是维持勃起持续时间、提高射精控制能力所必需的,因此对延长性生活时间和改善性生活质量是必不可少的。在性生活最后阶段,盆底肌的强力而有节奏的收缩,构成了射精动作,是射精过程和高潮过程不可或缺的。

常见的性功能障碍疾病包括早泄、勃起障碍等。阴茎勃起功能障碍(erectile dysfunction, ED)又称阳痿,是指成年男性不具有足够的勃起以完成全部性交过程所需要的能力。早泄是指射精往往或总在插入阴道1分钟左右发生,大多数或每次插入阴道后,没有延缓射精能力。

研究证据显示早泄、勃起障碍的人群球海绵体肌和坐骨海绵体肌显微结构有异常。目前临床上将盆底肌锻炼作为男科病的辅助治疗手段。盆底肌中的坐骨海绵体肌收缩使海绵体内压力增加而阴茎硬直勃起,球海绵体肌有规律的收缩推着精液向下进入尿道而射精,这就是盆底肌主导性生活的全过程。

强壮的盆底肌还可以抗疲劳、提高性交时长、延缓早泄。相关研究证实,盆底肌的康复有利于早泄的治疗,因此建议男科患者通过盆底肌康复,改善盆底肌问题,能有效治疗缓解早泄等男科病,改善夫妻性生活满意度,提高自信。

产后和盆底肌有什么关系

27岁的小莉(代名),生完一胎后4个月开始经常感到肛门有坠胀感,走路时两腿之间有异物感,与老公同房时下体疼痛,详细询问后发现小莉还存在抱孩子时漏尿的问题。临床检查发现,小莉存在阴道前壁膨出,盆底肌紧张,诊断为阴道前壁膨出、压力性尿失禁、性交疼痛。

为什么生完孩子后,经常出现抱孩子漏尿的情况?

为什么生完孩子后,性生活时总是疼痛难忍?

这是因为怀孕和分娩给盆底带来的损伤导致产后女性的盆底功能出现不同程度的下降。盆底由封闭骨盆底出口的多层肌肉和筋膜构成,其中深层盆底肌——肛提肌是盆腔器官支持力的来源,在维持盆腔器官的正常位置、控尿、控便和性生活中,盆

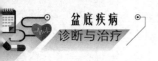

底肌功不可没。

十月怀胎,随着胎儿逐渐增大,增大的子宫持续压迫盆底,使盆底处于长期受压和被拉伸的状态,血液循环减少,肌肉组织结构破坏等已经造成了盆底肌的损伤;分娩过程中,胎头的挤压和撕拉,进一步损伤盆底肌。所以在怀孕和生产后,随着盆底肌功能下降而出现咳嗽漏尿、阴道松弛、盆腔器官脱垂的症状。多数产妇认为怀孕、分娩为自然生理过程,出现一些功能受损也是正常现象。因此,生完孩子即使发生漏尿、便秘、阴道松弛等盆底问题,也不会及时寻求帮助。

如果盆底肌在妊娠和分娩受损伤后不能及时恢复,随着年龄增长,雌激素水平下降,盆底功能下降会越来越严重,盆底疾病症状也会更严重,到最后可能需要手术治疗,面临手术风险大、医疗费用高等问题。

产后如果能及时进行盆底功能评估,发现盆底肌存在的问题,及时通过康复训练纠正盆底肌的功能,可以降低压力性尿失禁、阴道前壁膨出、轻度子宫脱垂、阴道松弛等的发生率,从而提高女性的生活质量。

前列腺与盆底肌有什么关系

前列腺位于盆底肌和膀胱出口之间的位置,是男性重要的性腺器官,主要分泌前列腺液。盆底肌训练就是对骨盆底部的肌肉进行锻炼,而其中的关键环节,就是锻炼肛提肌。通过这一运动可以增强盆底肌肉和前列腺的血液循环及肌肉弹性,使得局部静脉血液循环得到改善,减轻静脉淤积、曲张。提肛运动本身也可以对前列腺起到按摩的效果,可促使前列腺内的管状系统排出淤积的前列腺液或前列腺内炎性分泌物,促进会阴部的静脉血液回流,使前列腺充血减轻、炎症消减。对前列腺炎的症状有很好的改善作用,从根源上去除慢性前列腺炎与前列腺痛的发生,也能阻断前列腺增生因前列腺充血而导致的急性尿潴留。如果盆底的肌肉群功能障碍而出现收缩无力,必定会影响排尿,同时还会出现射精无力、高潮不强烈,甚至阳痿、早泄等性功能障碍症状。

盆底疾病和心理有关吗

是的,盆底疾病会影响心理健康,而焦虑、抑郁又会进一步加重盆底疾病的症状。

盆底功能障碍性疾病虽不危及生命,但却影响患者的生活与人际交往。由于疾病的影响,患者需要改变自己的生活方式,例如有尿失禁的患者,由于漏尿或尿频、尿急的影响会减少外出时间及频次,甚至不愿外出参加社交活动;打喷嚏、咳嗽漏尿也会使患者产生羞耻感和自卑感;由于阴道松弛、尿失禁、盆腔器官脱垂或阴道痉挛等,会严重影响患者的性生活体验,甚至使性行为无法发生,从而与伴侣之间关系不和睦,进一步加重心理负担。

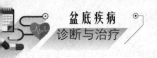

美国的一项研究表明,56.6％的女性急迫性尿失禁患者存在焦虑症状,37.6％有抑郁表现,焦虑和抑郁不仅与急迫性尿失禁相关,还与很多其他下尿路症状有关。我国的一项研究表明,老年女性盆底功能障碍性疾病患者中符合轻度抑郁评分的占 82.35％,符合中度抑郁评分的占 10.29％,符合重度抑郁评分的占 1.47％;符合轻度焦虑评分的占 80.88％,符合中度焦虑评分的占 13.24％,符合重度焦虑评分的占 2.94％。一项对慢性便秘患者的多中心研究结果显示,38.3％的患者在 3 个月内情绪沮丧,9.4％经常情绪低落。

由此可见,盆底疾病患者存在明显的焦虑、抑郁等心理障碍,心理状况较差,应引起重视。同时,在盆底疾病的治疗中,进行心理干预也非常重要,通过与患者交谈,向患者提供舒适而放松的环境,可以有效地减轻患者的心理压力和恐惧。

男性也会有泌尿道感染吗

男性的确不容易发生尿路感染,大多数的尿路感染实际上是发生在女性,主要是因为女性的尿道短且宽,尿道的屏障相对薄弱,所以细菌很容易穿过尿道进入膀胱,造成炎症。男性的尿道长,一般很少会发生尿路感染,男性如果发生了尿路感染,一般是由某种原因,比如尿路梗阻,最常见的是前列腺问题,另外泌尿系统结石、糖尿病、长期留置导尿的患者比较容易出现尿路感染。

所以男性如果发生尿路感染,应该完善尿常规检查、泌尿系统彩超,甚至还要做静脉肾盂造影检查,监测血糖等,进一步查找原因。尿频、尿急、尿痛这三种症状是男性泌尿道感染的最典型症状,这都是膀胱受刺激的表现,此外,可能还伴随有发热、血尿、排尿困难等症状,因为男性泌尿道一旦被感染,会导致体内各种炎症细胞发挥功能,引起发热。同时,当病毒或细菌侵入男性泌尿道时,周围组织和器官可能发生严重疾病,并且可能发生黏膜充血和肿胀、毛细血管扩张等病变,从而出现血尿、排尿困难的情况。

　　根据感染部位不同,可分为肾盂肾炎、膀胱炎、尿道炎;根据有无尿路功能或器质的异常,又有复杂性泌尿道感染和非复杂性泌尿道感染之别;根据炎症的性质不同,又可分为急性泌尿道感染和慢性泌尿道感染。

　　泌尿道感染危害性极强,如果得不到及时、专业、有效的治疗,感染会反复发作,引起睾丸炎、附睾炎、前列腺炎、精囊炎、尿道炎等,严重影响精子的活力,会造成无精症、少精症等,精子活力低及畸形率高,严重时还会导致不孕不育。同时还会引发性功能障碍,导致会阴部及腰骶部疼痛,阳痿、早泄、射精疼痛、射精过频、血精等。

　　男性患者出现尿路感染的症状时,一定要根据病因来对症治疗。如果是因为细菌引起的感染,可以针对性地服用抗菌药物来杀灭致病菌,达到良好的治疗效果。如果患者出现了一些全身明显的症状,比如发热、寒战、全身乏力等,则建议通过静脉抗感染的方法来进行治疗,一般治疗周期需要两周左右。

遗尿就是尿失禁吗

遗尿不是尿失禁。

遗尿指夜间入睡后,无意识地排尿,俗称尿床。国际小儿尿控协会和世界卫生组织将遗尿症定义为:儿童 5 岁以后,每月至少发生 1 次夜晚睡眠中不自主排尿症状且持续时间＞3 个月。中国儿童遗尿症疾病管理协作组的定义为:年龄≥5 岁儿童平均每周至少 2 次夜晚不自主排尿,并持续 3 个月以上。

尿失禁是确定构成社会和卫生问题,且客观上能被证实的不自主的尿液漏出。

遗尿是一种不自主排尿的行为,尿失禁则是指任何非自主性的漏尿行为。前者,患者在并不应该小便的环境和地方完成了排尿,而尿失禁则是无法控制的漏尿,并不是一种排尿行为。

因此,遗尿并不是尿失禁,两者是完全不同的。

盆底有哪些整形手术

脸部皮肤松弛了、鼻子有点塌、单眼皮变成双眼皮、细纹多等,这些都可以通过脸部整形得到改善。但是,你知道吗? 盆底也有整形手术。盆底整形手术主要为生殖道整形手术,包括阴道松弛缩窄术、小阴唇肥大缩小术、阴蒂整形术等。下面我们一起看下这几种手术究竟是怎么回事。

1. 阴道松弛缩窄术

阴道松弛是女性随着年龄的增长出现的一种生理状况,主要人群为产后女性,虽然多数是暂时性的,后期可以恢复,但仍有部分女性在产后还是会出现永久性松弛。因此,将宽大松弛的阴道缩紧,使之恢复到生育之前,甚至未婚之前的状态,是每个产后女性私密、难言的梦想。重返紧致惊喜,在时光里与年轻的自己亲密接触,"阴道松弛缩窄术"给你梦想照进现实的机会。通过潜行分离阴道直肠筋膜间隙,暴露阴道后壁环肌,用可吸收线左右对合缝合缩紧,收紧阴道环肌,使阴道黏膜肌层向阴道隆起,形成一皱襞,切除超出阴道外口的多余的阴道黏膜部分,美容缝合阴道黏膜及会阴部皮肤,缩小泌尿生殖裂孔,使阴道的松弛度及弹性得到改善。复旦大学王阳赟博士、施国伟教授、史朝亮、焦伟、万小祥医生等手术革新技术"Yuns-LOCKING-type 阴道长段紧缩术式"的临床应用,使得疗效更确切、持久,以"解剖—功能—重建"理念,使得两性满意度较传统术式明显提升。当然术后对于肌肉本身的主动收缩功能训练也要重视,国内外首创完全自主知识产权—赟式盆底优化训练疗法在临床已成熟应用,可为你的术后康复保驾护航,详见《盆底康复之路》。

2. 小阴唇肥大缩小术

外阴的异常或缺陷不仅影响形态和功能,还容易诱发严重的心理障碍。人们常以小阴唇比例协调对称、菲薄、颜色粉红,且隐藏在大阴唇内为美,肥大的小阴唇会引起局部摩擦刺激,影响局部卫生清洁,降低性生活质量。小阴唇缩小术式比较多,包

括弧形切除缝合术、楔形切除缝合术及去表皮缝合术等。小阴唇肥大缩小术可以改善小阴唇的形态及功能,提升患者性生活满意度和自信心。

3. 阴蒂整形术

包皮过长并非男性专属,也可发生在女性患者,覆盖于阴蒂头部的组织称为阴蒂包皮。如果阴蒂包皮过长就容易导致分泌物聚集引起炎症,产生异味。同时,阴蒂头部组织具有丰富的血管及神经终末,感觉敏锐,在女性性生活中占有重要地位,过长的阴蒂包皮把阴蒂头完全遮盖起来,性生活时阴蒂得不到充分刺激,也易致性高潮障碍和性欲低下。"阴蒂整形术"将肥大的阴蒂包皮切除,微整缝合,暴露阴蒂头,去除了藏污纳垢的沟壑,对患者术后的性感及性生活也十分有益。除此之外,对于阴蒂的其他疾病:阴蒂肥大、阴蒂过小、阴蒂畸形、阴蒂疼痛、阴蒂皮损等,阴蒂整形术也可根据具体情况进行设计,解决私密烦恼。

不管是以上哪一种盆底整形手术,技术相对来说都已经比较成熟。盆底整形术意在帮助对私处外观和性生活质量有更高追求的女性改善阴道松弛、阴道口松弛、小阴唇肥大等症状。但选择整形手术时女性朋友们请一定要谨慎,正规、专业的医疗机构应是做盆底整形术的首选。

阴茎发育不足可以手术修复吗

阴茎是维持男性"性"福最重要的器官,有排尿和射精作用。

它主要由海绵体、基筋膜和皮肤组成。由于个体先天发育的差异,阴茎也存在着很多各式各样的问题,影响男性生活质量,比如包皮过长、包皮系带过段、阴茎短小、重度勃起功能障碍等,后天可以修复,具体如下。

1. 包皮环切修复术

据统计我国约有 30% 的男性存在包皮过长,包皮过长也是最为常见的阴茎发育异常,包皮覆盖于阴茎,自然状态下无法露出尿道口和阴茎龟头部,总是发生红肿、豆腐渣样分泌物堆积、产生异味等,这是包皮龟头炎的典型症状。如果仅是单纯的包皮过长,没有任何的包皮龟头炎表现,不一定要进行包皮环切手术,只需要在日常生活中注意个人卫生,定期将包皮翻开,清洗龟头和包皮内板即可。此外,还存在一种特殊的包皮过长叫做包茎,用力上翻,龟头尿道口无法外露,严重的包茎可见针尖样尿道包皮口,造成排尿费力、尿线细,以及性交障碍,而且滋生的包皮垢长期慢性刺激也会增加阴茎癌的发生概率。故此类患者大多可进行包皮切除修复,以恢复男性健康。

2. 系带延长修复术

阴茎下面正中有一条连接龟头与阴茎体的皮褶,叫包皮系带。由于各人阴茎发育情况不同,包皮系带的长短和紧张度也不同。如果它短而紧的话,我们就称为包皮系带过短,系带过段会拉扯阴茎致勃起时弯曲变形,导致性交障碍或疼痛。而且系带过短,在性交时用力过猛也会将系带扯断,致出血疼痛,这也是泌尿外科夜间最为常见的急诊,断裂后如不去医院正规处理,出现瘢痕愈合,那会更加痛苦,有可能影响今后的性生活质量。

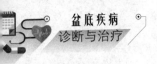
提前修复,将其扼杀在摇篮中,采用横切纵缝的系带延长修复术,可有效防止上述事件的发生。

3. 阴茎松解矫正术

成年男性的阴茎长度在疲软状态下是5~6 cm,勃起时长度是疲软时的两倍。如果阴茎疲软时长度小于4 cm,勃起时长度小于8 cm,就称为阴茎短小,阴茎短小手术可不可以手术修复?答案是肯定的。临床上成人最常见的阴茎短小的类型是隐匿性阴茎和蹼状阴茎。阴茎周围脂肪丰满突出的男性,阴茎会显得相对短小,而且自己目视自己的阴茎困难,更加认为自己阴茎小。那是因为阴茎大部分埋入皮肤脂肪中,现实测量时按压皮肤脂肪可显露出正常大小的阴茎,对于此类情况,修复的最好方式是针对性减肥,如效不佳,也可以通过手术松解阴茎周围组织,去除部分脂肪,能达到很好的效果。第二种是蹼状阴茎,阴囊中缝皮肤与阴茎腹侧包皮相融合,使得部分阴茎长度被阴囊皮肤所掩盖,从而显得阴茎短小,可造成性交困难,可以选择在阴囊皮肤上做横切纵缝的矫正外形手术也可做 V-YW 成形手术,有效延长阴茎长度。当然此类治疗对于早期发现的患者,发育前治疗,手术效果更佳。

4. 阴茎假体植入术

阴茎持续不能达到或维持足够的勃起以完成满意性生活,3个月以上都出现此类情况,那就是勃起功能障碍。其发病诱因有很多,比如心理性、神经性、器质性、手术与外伤性等,目前的治疗方式也很多,对于一般的勃起功能障碍患者,我们有很多药物可以治疗,并且大多能取得良好效果,但对于重度勃起功能障碍或根本无勃起,药物治疗无效者,阴茎假体植入术是唯一有效的手术方式,手术当中通过阴茎勃起和疲软时的状态,调整假体长度及膨胀时的粗细,术后可获得满意的性生活质量。

"蛋"疼能忍吗

一般来说,睾丸疼痛可以由多方面原因引起,比如外伤、精索静脉曲张、睾丸附睾炎、睾丸扭转、泌尿系结石等,下面则一一介绍。

1. 睾丸外伤

最常见的睾丸疼痛是睾丸外伤,男性的睾丸在阴囊里面,而阴囊在人体的外面,睾丸是人体为数不多的位于人体外部的内部器官,很容易受到各种外来力量伤害。由于人们对睾丸受伤的严重性认识不足或羞于开口不愿去医院就诊,致使阴囊已发生明显肿胀和瘀血,仍坚持自我,保守观察,任由病情继续恶化,从而失去了最佳治疗的时机。殊不知,即使有时症状逐渐在减轻,睾丸也会因为血肿凝固对正常睾丸组织产生压迫,或因细菌侵入血肿而继发感染,最后使受伤的睾丸遭到彻底的破坏而发生萎缩,使睾丸的生精功能和内分泌功能都受到影响。所以在阴囊受伤后,若肿胀逐渐增大并伴有瘀血斑,阴囊呈明显的青紫,局部或腹股沟部有剧烈疼痛不敢触摸,就应想到有睾丸破裂可能。最好行 B 超检查,可以进一步明确诊断。不论是确诊睾丸破裂或怀疑破裂,都应及时进行手术探查及修补,尽快挽救破

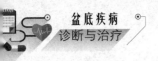
损的睾丸。

2. 精索静脉曲张

精索静脉曲张实际上很常见,但大部分人没症状,当引起阴囊坠胀疼痛或者不育症的时候,则需要手术治疗。精索静脉曲张是男性常见的泌尿生殖系统疾病,也是导致男性不育的主要原因。多见于青壮年,精索静脉曲张是由于包绕精索的精索静脉和蔓状静脉丛的扩张而引起的血管性精子发生障碍。以左侧发病为多,亦可双侧发病或单发于右侧。手术方法可采用经腹膜后或者经腹股沟、腹腔镜,做精索内静脉高位结扎术。

3. 睾丸附睾炎

睾丸附睾炎是男性生殖系统常见的疾病之一,睾丸附睾炎多由邻近器官感染蔓延所致。表现为阴囊部位突然性疼痛、附睾肿胀、触痛明显,可伴有发热、附睾硬结等。睾丸附睾炎多继发于尿道、前列腺或精囊感染,慢性睾丸附睾炎常由急性期治疗不彻底而引起。另外,腮腺炎也可以并发病毒性睾丸炎。治疗上主要为药物治疗,若保守治疗无效,必要时可以外科手术干预。

4. 睾丸扭转

睾丸通过睾丸系膜与阴囊相连,由睾丸系膜将睾丸固定于阴囊。有的胎儿在发育时会产生一侧或两侧睾丸系膜过长,出生后,睾丸与精索的活动度就很大,如果突然用力或猛烈震荡等情况,睾丸与精索就会发生一定程度的扭转,也叫精索扭转。睾丸扭转发病急骤,可于睡眠中发病,患者一侧睾丸和阴囊会剧烈疼痛。扭转初起时疼痛还局限在阴囊部位,之后会向下腹和会阴部发展，同时可伴有呕吐、恶心或发热，阴部出现红肿、压痛。睾丸扭转做出诊断后，应争取时间立即手术复位，争取在症状出现6小时内完成手术，将扭转的睾丸复位。如术中发现睾丸血循环极差，复位后仍不能恢复，只能切除睾丸。

日常生活中，不少患者对睾丸扭转麻痹大意，疼痛时一忍再忍，以致延误了早期治疗，个别人因此丧失生育能力，酿成不幸。因此，如突然出现阴囊肿胀、疼痛，尤其是青少年，应考虑到睾丸扭转的可能，要及时去医院泌尿外科检查诊治。

盆底肌怎样实现持久力

1948年，美国妇科医生阿诺德·凯格尔博士在他的研究中首次引入了凯格尔运动。他进行这项研究旨在帮助孕妇在分娩后收紧盆底的耻骨尾骨肌。进一步的研究发现，凯格尔运动对想要改善性生活的女性有很好的效果，而且还有其他一系列的健康益处。多年来，凯格尔运动一直是女性的专属运动，后来人们发现，男性也可以进行凯格尔运动，而且对他们的健康和性生活都有惊人的好处。

研究表明，凯格尔运动能帮助改善各种男性问题，男性应该定期进行凯格尔运动。越来越多的研究和媒体报道，凯格尔运动正变得比以往任何时候都更受欢迎。由于凯格尔运动不需要任何痛苦的手术，而且已经被科学证明是有效的，它正成为一个改善男性性功能的很好的工具。

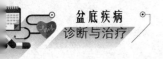

早泄是所有男性性问题中最普遍的。这通常是由于男性担心性生活的时长。通过采取行动来更好地控制性生活持续的时间，男性可以极大地减少他们的焦虑，这反过来也会让他们更好地控制何时达到高潮。通过凯格尔运动训练盆底肌，增强盆底肌，有助于改善男性对射精的控制。凯格尔运动还可以减少男性随年龄增长而增加的射精后不应期。减少射精后的不应期可以极大地改善男性的性生活，因为他可以更快地再次性生活。

男性如何进行凯格尔运动

1. 准备工作

进行凯格尔运动前，需排空膀胱。

2. 定位盆底肌

要进行凯格尔练习，需要能够收缩肛提肌。肛提肌在哪呢？肛提肌位于阴囊和肛门之间。由于肛提肌是看不见的，平时生活中我们也没有有意识地去使用它，所以很多人可能不知道它们的位置。学会如何找到它最简单的方法就是解小便时突然停止小便的排出（尿流中断法）。当停止排尿时，绷紧的肌肉就是做凯格尔运动时要用到的肌肉——肛提肌。另一种找到它的方法是想象阻止放屁。尽量不要使用臀部、大腿或腹部肌肉，因为这会阻止找到盆底肌肉。凯格尔运动是围绕着收紧肛提肌肌肉，然后放松，所以意识到它们在哪至关重要。如果找不到肌肉的位置，最好向医生寻求帮助。

3. 收缩盆底肌

当收缩盆底肌时,应该能感觉到盆底肌肉向上、向里移动,而不是向下憋气。在盆底肌收缩时,睾丸也有轻微的向上运动。记住,收缩盆底肌时,不应收缩大腿、腹部或臀部的肌肉,可以用手摸摸哪些肌肉在收缩,也可以用镜子看看。初学者,可以采用仰卧屈膝的体位进行,在训练过程中正常呼吸,不要憋气。

4. 练习方法

(1) 快收快放:这个练习的重点是收缩和放松肛提肌。通过进行这个练习,慢慢学会主动使用和控制肛提肌。如果觉得这很难,不要担心,因为对盆底肌的控制力会随着练习的进行而提高。首先,收缩和放松肛提肌 10 秒钟,然后休息 10 秒钟。一组做 5 次,每天做 3~4 组。在第一周中坚持五天。记住,这个阶段只是在学习如何使用和控制肛提肌,所以如果做得比这个数量少也没关系,如果感觉可以做得更多,也可以尝试,但不要过量。

(2) 收缩保持:保持肛提肌收缩 5 秒,然后放松 5 秒,一组 10 次。做了 10 次后,休息 30 秒,然后再重复 4 次,每次中间休息 30 秒。这些练习一天做三次。收缩和保持的时间可以逐步延长到 10 秒。记住,保持收缩的时候要休息相同的时间。即如果保持收缩 10 秒钟,那就休息 10 秒钟。通过增加收缩保持的时间,可以增加肛提肌的肌力和增强对它的控制力。

(3) 混合练习:这个练习是快收快放和收缩保持的混合训练。每一组持续两分钟。每组之后休息一分钟。每天做两次,每次四到五组。每一组随机组合,保持收缩 5 秒、10 秒、30 秒或

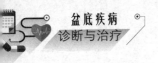
快速收缩。这将增加对肛提肌的控制,确保不断增加它的力量。这种练习的绝妙之处在于总是随机的,所以肛提肌永远不会习惯它。

(4)收缩强度练习:这个练习比其他练习更高级,因为练习时不需要关注收缩保持的时间,而是专注于收缩强度。开始时非常放松,然后开始收缩肛提肌,继续收缩肛提肌,直到达到最强烈的收缩。在高峰期保持收缩片刻,然后慢慢放松,直到完全放松,这是一组。试着让收缩和放松的时间大致相同。做完一组后休息30秒,每次做5组。每天做2~3次。

(5)快速重复收缩练习:这个练习类似于快速收缩。然而,在这个练习中,会尽可能用力地收缩肛提肌,然后放松。做50次后休息1分钟。每一次训练时,连续做5次这个动作,一天做2次。继续努力,直到可以强烈收缩和放松肛提肌100次。可以适当增加休息时间。

(6)耐力收缩练习:专注于保持收缩。尽可能长时间地保持收缩并真正专注于正在做的事情。保持收缩达到1~2分钟。如果不能,那就先时间短一点,直到能。如果能坚持两分钟以上,那很好,但不要过度,所以最多坚持五分钟。每天这样做3~5次。

"性福"盆底肌如何做到

性对全身健康有益,但我们在与医生的交流中通常不会提到性行为。一项研究发现,超过 60%的医生没有主动了解患者的性问题。可能还有很多女性因为害怕被评判,或者有时是因为她们不想尴尬,甚至让医生感到不舒服,而选择不向医生提出这个问题。不要让尴尬和沉默偷走你的"性福"生活。

许多患有尿失禁或盆腔器官脱垂及疼痛的女性通常会避免和伴侣有性行为。她们可能会有很多顾虑,诸如"他能感觉到吗?""他能看到吗?",以及害怕弄湿床或更糟糕的想法。当这些恐惧在脑海中蔓延时,就很难放松和享受当下。这种焦虑也会让肌肉处于紧张状态。同时,不希望任何东西漏出(尿液)或器官膨出意味着盆底肌将处于过度活跃的状态,这也不利于积极的性体验,并可能抑制性高潮。盆底在性交时能够被拉伸,可以刺激肌肉和神经。当处于压力或收缩状态及感觉丧失时(这在盆底功能障碍患者中很常见),可能意味着性生活不太令人满意,甚至可能无法进行。

性唤起期的凯格尔运动也可以增强感觉,并可能有助于达到性高潮。性高潮就像一堆无意识的凯格尔运动。学习如何收缩和放松盆底肌,然后增强力量、耐力和柔软度,这反过来可以使性高潮更强烈,并可以改善在性行为中的整体体验(无论是否有伴侣)。

盆底肌可以从训练中受益,就像身体的其他部位一样,它们需要在力量、耐力和柔韧性之间取得平衡。盆底肌有慢肌纤维和快肌纤维,通过缓慢保持和快速收缩/放松相结合来训练这些肌肉是必不可少的。凯格尔运动是一种主动性训练,这意味着你需要主动收缩和放松盆底肌。

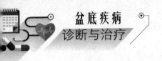

进行凯格尔运动前,请掌握以下这些要点。

1. 定位盆底肌

(1) 尿流中断法:可以通过放松或收紧盆底来控制尿液是否排出。因此,找到合适的肌肉组织来收紧很重要。下次需要小便时,当尿液开始流出,想办法阻止它。这时,会感觉阴道或肛门周围的肌肉组织变紧并向上环绕紧缩,这就是盆底肌。在这个过程中,大腿、臀部和腹部肌肉必须继续保持放松。

(2) 阻止放屁法:如果还是不能确定收紧的肌肉是否是盆底肌,可以想象一下,你正在试图阻止放屁。

(3) 照镜子法:半躺在床上,两腿分开,将一面镜子放在两腿中间,如果收缩肛门时,看到会阴体(阴道口下缘与肛门之间的结构)上升,放松时,会阴体下降,说明你正确收缩了盆底肌。

(4) 手指插入法:也可以将示指插入阴道,然后收紧盆底肌,就像阻止尿液排出那样,然后放松盆底肌。这时手指可以感受到阴道周围肌肉的收缩、上提和放松、下移。这个作用就是盆底肌收缩和放松产生的。

2. 具体做法

(1) 选择一个舒适的位置。无论是坐在椅子上或平躺在地板上进行这些练习,必须确保臀部和腹部肌肉放松。

(2) 收缩盆底肌并保持 5 秒,然后放松 5～10 秒。

(3) 逐渐延长至可保持 10 秒,放松 10 秒。

(4) 每次做 10～15 分钟,每天做 2～3 次。

3. 注意事项

(1) 做凯格尔运动前排空大、小便。

（2）做凯格尔运动时保持正常呼吸即可,无须憋气。

（3）如果做完凯格尔运动后感到腹部或背部疼痛,说明凯格尔运动做得不正确。

（4）永远记住,当训练盆底肌肉时,腹部、臀部和大腿的肌肉要保持放松。

（5）不要过度进行凯格尔运动。

（6）凯格尔运动要持之以恒。

盆底疾病的诊断方法

尿失禁有哪些自测方法

尿失禁,自 20 世纪 90 年代中期起,已经被列为世界五大慢性病之一,在产后及中老年女性中多发,严重影响患者的生活质量和身心健康。

尿失禁(urinary incontinence, UI)是指膀胱内的尿液非自主性流出,可以理解为人体控制排尿的阀门因为某些原因坏了,让患者的尿液不受控制地排出。尿失禁的种类有很多种,而在临床中比较常见的有六种尿失禁类型,分别为压力性尿失禁(SUI)、急迫性尿失禁(UUI)、混合性尿失禁(MUI)、功能性尿失禁、充溢性尿失禁和反射性尿失禁。其中压力性尿失禁、急迫性尿失禁、混合性尿失禁和充溢性尿失禁是最为常见的尿失禁类型。

在日常生活中,尿失禁在老年人群中出现的频率较高,导致人们误以为尿失禁是人体生长规律衰老过程中不可避免的正常现象。然而,这个想法实际上是不正确的。从 20 世纪 90 年代中期开始尿失禁就已经被列为世界五大慢性病之一,严重影响患者的身心健康及日常生活质量,并且在发病人群中,女性发病率远远高于男性,故而应当重视起来,不可怠慢。

那么,在日常生活中,有哪些方法可以帮助判断自己是否患有尿失禁及可能患有的尿失禁类型呢? 又如何来避免治疗误区,进行有效的治疗呢? 首先,让我们剖析一下最为常见的四种尿失禁类型及其特征。

(1) 压力性尿失禁:当出现打喷嚏、咳嗽、大笑、跑步、提起重物等剧烈运动时产生尿液不自主流出的漏尿反应,我们称之为压力性尿失禁(SUI)。这是由于患者括约肌功能不全,盆底肌肌力薄弱导致。当患者做出大笑、咳嗽等动作时,腹压增加从而导致膀胱内压升高超过了尿道阻力而引发的尿失禁。举个例子,我们将膀胱比作是一个饮料瓶,瓶里装有水,瓶盖就是我们的盆底肌群,拧上瓶盖,但是由于肌力不够,瓶盖没有办法拧紧。平时瓶内压力小于其出口阻力,没有任何异常,但是当有任何外力挤压到瓶身,瓶中的水会从未拧紧的瓶盖缝隙中流出来,这就是压力性尿失禁。

(2) 急迫性尿失禁:急迫性尿失禁临床表现常伴随尿频、尿急等症状,而且主要症状为当患者有尿意时,必须得去排尿,否则就会不受控制,甚至直接发生尿失禁的典型表现。

(3) 混合性尿失禁:混合性尿失禁顾名思义混合了以上两种尿失禁,同时存在压力性和急迫性尿失禁,常常发生于老年患者。

(4) 充溢性尿失禁:充溢性尿失禁是指患者由于尿道狭窄堵塞或膀胱收缩功能受损,从而导致出现尿潴留的现象。由于膀胱长期处于充盈状态,当膀胱内压超过尿道阻力时,尿液会从膀胱中少量溢出,故而称之为充溢性尿失禁。

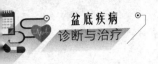

尿失禁自查方法

(1) 在日常生活中,您是否因为咳嗽、大笑、打喷嚏、跑步、跳绳等活动而导致漏尿情况发生。

(2) 您是否常常有强烈的尿意,尿频、尿急,晚上睡着后因尿意而不得不起夜的情况,且一有尿意必须去排空,不然会有不由自主地尿液流出、漏尿等情况。

(3) 您是否常常不自主地间歇性排尿,且排尿没有感觉。

(4) 您是否有过虽然没有尿液不由自主地流出,但却有不去排空会有要流出来的感觉。

如果出现以上症状,建议您尽早前往医院就诊。切勿因为觉得难以启齿、尴尬等情况,而耽误治疗。

漏尿,看起来是小事,但是如果不治,就会越来越严重。

盆底有哪些检查评估

漏尿、小腹坠胀、盆底痛,究竟是不是盆底的问题? 当出现这些情况的时候,盆底的状态究竟如何? 一套盆底检查的评估方法送给您,请知悉!

1. 改良牛津肌力分级法

改良牛津肌力分级法自 1992 年由英国著名物理治疗师、国际尿控协会终身成就奖获得者 Jo Laycock 博士提出以来,至今已经应用 20 多年了。

具体方法

患者处于仰卧位,双膝弯曲,双腿分开;

临床医生或治疗师用一只手的拇指和示指将阴唇分开,然后用消过毒或石蜡油润滑过的示指(图12),或示指与中指放入阴道内 4～6 cm;

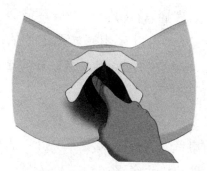

图12 示指放入阴道内

再嘱患者用力夹紧手指,做最大力度盆底肌收缩,盆底肌收缩的过程中尽量避免或减少腹部、臀部和大腿等处肌肉的用力。

通过改良牛津肌力分级法可以将肌力分为 0～6 级,0 级＝无收缩,手指感觉不到盆底肌收缩;1 级＝肌肉颤动,手指感觉到肌肉颤动或搏动;2＝弱收缩,肌肉张力增加但没有任何能感觉到的抬举或挤压感;3＝中等程度收缩,手指能感受到挤压感;4＝良好收缩,能感觉到明显的抬举感;5＝强有力的收缩,可以感受到手指有非常强的抬举感,示指和中指感觉明显的被夹到一起。

除了改良牛津肌力分级法,还可以使用新 PERFECT 方案对盆底肌进行评估。P＝Power,肌力测试;E＝Endurance,耐力

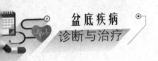

测试;R＝Repetition,重复收缩能力测试;F＝Fast,快速收缩能力测试;E＝Elevation,阴道后壁抬高测试;C＝Co-contraction,下腹部肌肉协同收缩能力测试;T＝Timing,同步测试(咳嗽时盆底肌的反射性收缩)。

2. 疼痛图谱法

对于有性生活疼痛、臀部疼痛、小腹疼痛、外阴疼痛和(或)肛门直肠痛等的患者,可以采用疼痛图谱评估疼痛的来源、位置、性质及程度。疼痛图谱的评估包括泌尿生殖区域、盆底肌肉和尿道旁区组织。

具体方法

疼痛评估前患者先进行排尿,然后处于半仰卧位,双腿用软枕支撑以尽可能地放松盆底(图13)。

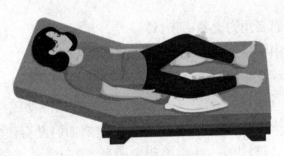

图 13 疼痛图谱检查体位

先评估腹部、臀部、腿部等部位肌肉的紧张度,检查患者是否有疤痕,疤痕处是否有异样等。

对尿道、阴道周围及肛周部位使用蘸湿的细头棉签轻触,压力为 0.1～0.2 kg;对盆底肌采用手指轻触,压力为 0.4～0.5 kg。

尿道旁区的触诊力度取决于患者的耐受程度。

3. 盆底表面肌电评估法

盆底表面肌电评估是定量盆底肌评估的金标准,通过生物刺激反馈仪(图14)采集盆底肌电信号后进行一系列计算,得到盆底表面肌评估各参数值,可以定量地评估盆底肌的肌力、耐力、静息或放松状态下肌肉的张力和肌肉收缩后的放松时间等。通过盆底表面肌电 Glazer 评估,可以将盆底肌状态分为松弛型、过度活动型(肌肉紧张)、混合型和正常型。盆底表面肌电评估可以为临床盆底康复方案的制订提供依据,也可以作为判断盆底康复疗效的重要指标。

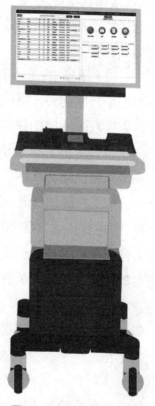

图 14　生物刺激反馈仪

盆底检查方法虽多,但各有用处,具体使用哪种方法进行盆底检查,是由临床医生决定的。

什么是尿动力学检查

患者主诉排尿异常,为了能够客观判断患者所诉的真实性,评价目前疾病的严重程度,查明疾病的机理和原因,我们会

对患者进行尿流率、膀胱充盈期容积-压力测定、压力-流率测定、盆底肌电测定等一系列的常规检查,一些特殊的疾病也会选择尿道压力测定、漏尿点测定等检查,这些检查统称为尿动力学检查。

(1) 尿流率:是一项简单、无创的检查。检查时,让患者排尿至一个与尿动力分析仪相连的容器内。仪器记录从排尿开始到结束这段时间内的尿量,以函数的形式计算出排尿的速度。尿流率检查可用于尿路功能障碍的初步筛查,也可作为疗效评价和治疗后的随访指标。

(2) 充盈期膀胱容积-压力测定:此检查是一种侵入性的操作,预先要留置膀胱测压管和直肠测压管,并通过导管连接尿动力分析仪。通过人工灌注液体的方式,模拟出人体膀胱逐渐充盈的过程。同时记录患者初始尿意容量、正常尿意容量、急迫尿意容量、膀胱最大容量,以及各阶段膀胱压、腹压、逼尿肌压的数值。主要用于评估患者储尿期的膀胱功能、感觉功能、顺应性和稳定性。

(3) 压力-流率测定:在充盈期膀胱容积-压力测定结束后,嘱患者在带管状态下排尿。并记录最大尿流率、最大逼尿肌压等指标。通过同步的逼尿肌压和尿流率比值分析,确定患者尿道有无梗阻。主要用于排尿功能障碍的原因调查。

(4) 同步括约肌肌电测定:在肛门周围留置电极,通过导线连接尿动力学分析仪。同步记录储尿期和排尿期的肌电图变化。间接反映出尿道括约肌的舒缩状态。用于判定逼尿肌-括约肌活动的协调性。

（5）尿道压力描记：插管排空膀胱后，向膀胱灌注 50 ml 液体，然后低速灌注液体的同时用牵引器缓慢拔出膀胱测压管，并记录尿道内压力变化。主要观察功能尿道长度和最大尿道闭合压等指标。用于评价尿道控制尿液的能力。

（6）漏尿点压：留置膀胱测压管，膀胱灌注容量至 150 ml 时，嘱患者由弱到强渐进咳嗽，观察到漏尿时的最低压力，即为漏尿点。它是评价尿道括约肌力量的指标。漏尿点越低，尿道括约肌越弱。

（7）影像尿动力学：在储尿期和排尿期膀胱压力测定的同时，用对比剂替代灌注液，借助 X 线或超声，进行同步的尿路影像动态观察。能更直接地评判膀胱出口梗阻的部位、程度及逼尿肌收缩力的大小。

尿动力学检查有什么意义

人体的排尿是一种复杂的反射活动。当膀胱充盈到一定程度时，膀胱牵张感受器受刺激而产生兴奋。冲动沿盆神经传入纤维到达骶髓初级排尿中枢，同时上行至脑干和大脑皮层的高级中枢，产生尿意。排尿时，从中枢发出的冲动经盆神经传出纤维传出，引起逼尿肌收缩，尿道内、外括约肌松弛，尿液经尿道排出体外。在这个反射过程中，任何一个环节出现了问题，都会导致排尿异常。也就是说，症状相同的患者，其发病的机理可能不尽相同，对其治疗的方案也是截然不同的。进行尿动力学检查

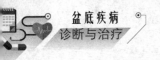

就是通过人工灌注模拟出人体膀胱从充盈到排尿的生理过程。目的是要重现患者的症状,通过一系列数据的观察分析,将潜在的病理生理情况明显化,结合病史、体格检查,做到精准定位,明确诊断,为后续治疗指明方向。

女性压力性尿失禁是盆底疾病中的常见病。我们以此举例,如果仅凭医生的经验,就对患者实施经阴道悬吊手术,患者可能会治愈,但也有可能会变得更差。因为在术前还有许多谜团没有解开:患者是否存在尿道的梗阻或逼尿肌的肌肉功能受损,术后是否会造成排尿困难,甚至出现尿潴留?患者是否合并逼尿肌过度活动,如果存在是否与尿失禁相关?患者咳嗽和用力时括约肌的力量大小如何?而这些问题都直接关系到术后患者的疗效,只有在尿动力学检查后,才会得到答案。尿动力学检查能够明确辨别患者之间的差别,指导哪些患者适合药物治疗、哪些患者适合手术或行为治疗。并且对患者接受治疗后的疗效有一个前瞻性的预判。

尿动力学如同相机一样,记录下患者某一阶段的下尿路功能现状,清晰地勾画出某种疾病的整个生理病理变化过程。因此尿动力学检查在排尿异常的生理病理学阐述中具有十分重要的意义,其临床重要性不言而喻。仅凭经验而不进行尿动力学检查,无论对医生还是患者都是有害的。对医生来说,失去了一次对患者疾病进行鉴别诊断、积累经验的机会。对患者来说,没有科学的检查结果,不可能有精确的诊断,甚至会出现难以接受的治疗结果。科学运用尿动力学检查,必定会让我们从中受益。

什么是 Glazer 评估

盆底表面肌电 Glazer 评估被引入到国内至今,作为定量盆底肌评估的金标准,已经在临床广泛应用并得到了很多临床医生的认可。

1. Glazer 评估的起源

盆底表面肌电评估又称 Glazer 评估,此评估方法是 1997 年由美国康奈大学医学院 Howard Glazer 教授提出的,表面肌电图记录神经肌肉系统活动时生物电变化,可以反映肌肉的活动状态。盆底表面肌电 Glazer 评估以盆底肌电信号为基础。Glazer 盆底表面肌电评估,是通过电极采集评估过程中盆底肌群所发出的肌电信号,对整个盆底肌的肌张力、肌肉的肌力及耐力等进行准确的评估。Glazer 评估不仅有助于鉴别诊断盆底是否存在功能障碍,更有助于了解患者盆底功能恢复情况,直观评价盆底治疗的效果进展。

2. Glazer 评估的方法

盆底表面肌电 Glazer 评估采用一套标准方案对盆底肌的活动进行检测,既可以实时动态地评估患者盆底肌状态,也可以作为生物反馈与盆底康复的桥梁,协助盆底肌训练,从而最终达到改善盆底功能的目的。Glazer 评估需要患者做一系列的动作,包括前静息、5 次快速收缩(图 15)、5 次持续收缩、60 秒耐久收缩和后静息。

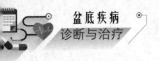

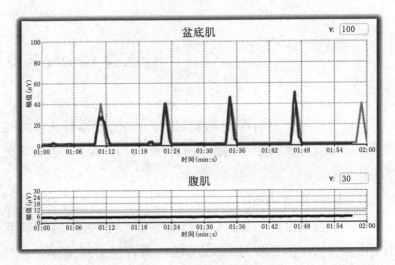

图 15 5 次快速收缩

Glazer 评估通过上述一系列的盆底肌收缩与放松,系统评估盆底肌的肌力、耐力、协调性、稳定性和静息状态下肌肉的张力。

3. 做 Glazer 评估的必要性

产后女性由于怀孕、生产会造成盆底肌损伤,建议产后 42 天检查时,进行盆底表面肌电 Glazer 评估;中老年女性由于雌激素水平的降低,结缔组织变薄、弹性下降,盆底功能下降,有必要做盆底表面肌电 Glazer 评估;慢性便秘、肥胖、经常咳嗽、长期从事重体力劳动等人群盆底肌容易发生松弛,因此,这些人需要定期做 Glazer 评估。此外,盆腔术后的患者,由于盆底解剖结构发生了相应改变,盆底功能也可能会下降,术后复查及定期进行盆底肌 Glazer 评估不可缺少。

结合 Glazer 评估、妇科检查、辅助检查及临床症状等,临床医生可以对患者的盆底有一个全面的评估。需要注意的是,Glazer 评估过程中受试者需要严格根据语音提示,进行盆底肌的收缩与放松,且 Glazer 评估前 24 小时内阴道和直肠不能塞任何药物。

Glazer 评估可以客观反映盆底肌的功能,因此,盆底康复方案制订前,临床医生给患者做 Glazer 评估是非常有必要的。

Glazer 评估具体需要做些什么

1. Glazer 评估前需要做的准备

(1) 嘱咐患者评估前排便、排尿,使膀胱、直肠处于空虚状态。

(2) 指导患者排便、排尿过程中做中断动作,感受盆底肌收缩。

(3) 评估环境,做好隐私保护,确保评估中无外界干扰。

(4) 患者仰卧于治疗床,上半身与下半身成 120°角,双下肢自然外旋,尽量保持舒适、放松(评估体位)。

(5) 对患者进行盆底解剖和表面肌电的基础教育。

(6) 阴道电极消毒。

(7) 患者脱掉靠近治疗师一侧裤腿,暴露会阴。

(8) 患者屈膝,将电极置入患者阴道(直肠)并连接 A 通道;平脐 2 cm 处贴一腹部电极片,另一腹部电极片上下对齐并贴于

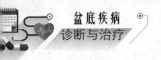

其下方 2 cm 处,连接 B 通道;参考电极片贴于骨性组织上如髂前上棘,并连接 REF 通道(图 16)。

(9) 恢复评估体位。

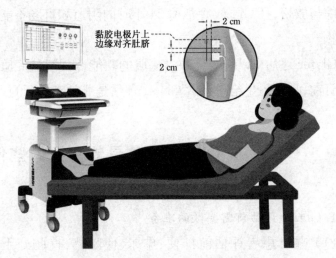

图 16　Glazer 评估体位和腹部电极片示意图

2. Glazer 评估流程

盆底表面肌电 Glazer 评估共 5 步,主要用于评估快肌肌力、慢肌肌力和耐力、盆底肌稳定性、协调性和紧张度。具体如下。

(1) 前静息阶段:保持放松 60 秒,测试时患者只需放松,无须做任何动作,主要评估静息状态下盆底肌肉的张力。

(2) 快速收缩阶段:快速收缩,保持 5 秒,再放松,主要评估快肌肌力及快速收缩后放松时间。

(3) 紧张收缩阶段:5 次持续收缩和放松,收缩 10 秒,放松10 秒,评估慢肌的肌力、快慢肌的协调性。

（4）耐力收缩阶段：保持60秒持续收缩，主要评估慢肌耐力。

（5）后静息阶段：保持60秒放松，再次评估静息状态下盆底肌肉张力。

通过以上一系列盆底肌的收缩与放松，可以将盆底肌状态分为松弛型、过度活动型、混合型和正常型。

3. Glazer评估注意事项

评估全程保持正常呼吸即可；患者应积极配合，按提示音进行评估；盆底肌收缩时尽量减少除盆底肌以外其他辅助肌肉的参与。此外，治疗师不应干扰患者，但应陪同并观察评估过程中患者是否出现了代偿动作。

4. Glazer评估可能遇到的情况

Glazer评估过程中，容易出现肌肉代偿，如腹肌、臀部肌肉、大腿肌肉用力，通过观察肌电图，告知患者这些动作是错误的，评估过程中应避免。患者移动身体时，观察肌电图变化，告知患者评估过程中应避免这些动作。按评估顺序做盆底肌预收缩。告知患者为了确保评估准确性应在提示音开始立即开始做收缩或放松。

Glazer 评估有什么意义

盆底表面肌电Glazer评估作为盆底定量评估的金标准，意义重大（图17）。其既是制订盆底康复方案的重要参考指标之一，也是评估盆底康复疗效的重要指标，可以客观、真实反映盆底肌

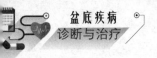

功能及状态。

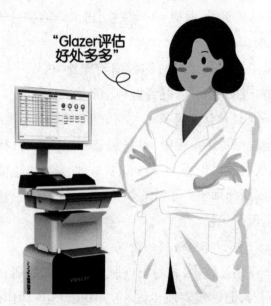

图 17　Glazer 评估好处多多

1. Glazer 评估后再做盆底康复

正所谓无评估，不治疗，任何一种疾病的治疗都需要结合患者的主诉、现病史、既往史、手术史、体格检查、妇科检查和辅助检查等进行综合判断。盆底表面肌电评估作为定量评估盆底肌的重要指标，在盆底检查中是不可或缺的。因此，盆底康复前，一定要做盆底表面肌电 Glazer 评估，以了解盆底肌的真实状态。如果不做 Glazer 评估，盆底康复的效果可能会不理想或适得其反，甚至可能会加重病情。

2. Glazer 评估在盆底疾病治疗中的作用

盆底治疗前，Glazer 评估可以为盆底康复方案的制订提供依据;盆底治疗中,Glazer评估可以帮助反馈盆底治疗效果,观察治疗过程中盆底肌是否出现了过度疲劳及确定是否需要调整康复方案;盆底治疗结束后,Glazer评估结果可以作为疾病转归的指标之一,同时也可以为定期盆底复查提供依据。

3. Glazer 评估的优势

Glazer评估不是盆底功能检查的唯一指标,却是近年来临床备受推崇的盆底肌定量检查方法,为临床盆底疾病的诊疗提供了重要的依据。

Glazer评估作为早期预防盆底功能障碍性疾病的指标,很多患者即使没有任何临床症状,也可以通过Glazer评估发现盆底功能异常的端倪,从而及早预防盆底功能障碍性疾病。

Glazer评估可以帮助女性更清楚了解自己的盆底肌状态。盆底是一个围绕在人体盆腔深部的肌肉群,故而长期被忽视,难以从外观直接进行辨别诊断。即使在遭受了如怀孕、生产带来的巨大创伤之后,很多女性仍无法感知自己的盆底功能是否出现障碍。Glazer评估作为盆底检查的重要方法,在盆底功能评估中不可或缺。如果想知晓现在自己的盆底究竟如何,快去做Glazer评估一探究竟吧!

超声对于盆底检查有何种意义

近年来盆底结构改变所导致的一系列疾病逐年增加,严重影响人们的生活质量和身心健康。

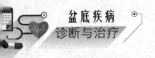
　　盆底结构改变的确切病因目前尚不明确,但与以下因素有关:盆底肌先天发育不良、盆底肌受到损伤(如女性生产时和长期腹压增高对盆底的损伤)、随年龄的增长而致盆底组织退行性改变。在以上各种因素的长期作用下,盆底肌肉及组织薄弱无力,盆腔脏器的支持结构松弛甚至移位,从而导致盆底结构发生改变。主要临床表现为压力性尿失禁(stress urinary incontinence, SUI)、盆腔器官脱垂(pelvic organ prolapse, POP)、排便困难及大便失禁。

　　目前,三维超声已经成为医学影像的重点发展方向之一。三维超声可进行多平面成像,显示二维超声扫查时难以获得的横断切面,能够清晰、直观地显示盆底结构及其相对空间位置。三维超声动态采集图像,能够实时观察盆底结构在不同状态下的形态位置变化,根据需要可在线或离线对任意平面进行平移、角度调整等处理,从多个角度对盆底结构进行观察,对盆底结构和功能状态进行全面动态评估。三维超声成像理念最初在心脏、血管等方面取得进展,近年来越来越多地应用到盆底成像中,如测量尿道括约肌的体积、长度、厚度,盆膈裂孔横径,耻骨内脏肌的厚度,生殖裂孔、肛提角的大小,肛提肌裂孔的大小,肛门括约肌损伤程度等。

阴道触觉成像对于女性盆底检查有何意义

　　弹性成像(elastic imaging, EI)技术是一种将软组织弹性模量转化为可视图像的技术,已广泛应用于临床疾病的诊治中。作为 EI 的一个分支,触觉成像(tactile imaging, TI)技术具有直接作用于软组织表面的特点,目前已成熟应用于前列腺、乳腺、甲状腺等部位的疾病的诊断,也有助于在三维腹腔镜术中实现即时触觉反馈等。近年来,TI 技术在妇产泌尿领域中的应用逐步发展,以阴道触觉成像(vaginal tactile imaging, VTI)为首的 TI 技术可用于评估阴道壁组织的弹性。在女性盆底功能障碍性疾病的综合评估中,传统的盆腔器官脱垂定量(pelvic organ prolapse quantification, POP-Q)分度法、盆底三维超声、盆底磁共振等检测手段虽然能协助分期、指导诊疗,但均不能判定阴道组织的弹性性质。VTI 技术以其图像可视化的优势,客观、定量地评估阴道组织的弹性性质,在临床上成为一种新兴检查手段。

VTI 系统由一个经阴道探头、一个电子单元和一台计算机组成。探头里的压力传感器阵列和双轴倾斜方向传感器使得其可探测阴道前后壁及侧壁在不同状态下的弹性特征。一个完整的检测周期分为 8 个步骤,分别为插入阴道、抬升与下压、旋转、Valsalva 动作、Kegel 动作(检测阴道前后壁)、Kegel 动作(检测阴道左右侧壁)、非自主放松和咳嗽动作下的检测,以测定局部阴道壁弹性和盆底支持结构性能,综合评估盆底功能。

VTI 可以作为盆腔器官脱垂(POP)的有效评价工具,可与 POP-Q 评分系统相适配,并可能用来发现传统的阴道触诊或 POP-Q 评分未能识别的早期 POP,并预测其进展。VTI 除协助评估阴道的弹性性质外,也可用于治疗方案的选择和治疗效果

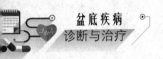
的评价,应用 VTI 分别对阴道松弛和压力性尿失禁的患者进行术前评估,发现盆底支持结构的缺陷,并协助确定具体的治疗方式。VTI 的优势在于其可代替传统手指触诊,且量化、图像化显示结果,较临床医生主观判断阴道壁弹性的方式更具客观性。因而,VTI 是一种相对客观且可靠的触诊工具,可能在未来取代传统的人工触诊。

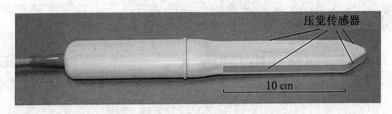

图 18　阴道触觉成像探测器

　　阴道触觉成像探测器如图 18 所示:配备压力(触觉)的传感器,每次定位围绕探测器两头 2.5 mm 处,有一个方位传感器(加速度计)和带加热器的温度传感器。

磁共振对盆底检查有何作用

　　盆底功能障碍性疾病(pelvic floor dysfunction, PFD)是盆底结构及功能紊乱疾病的统称,包括盆腔脏器脱垂(POP)、尿失禁、排便失禁、会阴下降综合征(descending perineal syndrome, DPS)。自 1991 年首次对盆底功能障碍患者进行磁共振扫描后,随着磁共振机器及成像技术的发展与更新,盆底磁共振也从静态 MRI、动态 MRI、功能 MRI 逐步发展。结合多种 MRI 成像技术,不仅有助于诊断实时分析盆底三腔室的改变,而且能够发现不同病理条件下解剖结构的变化和损伤,探索 PFD 发病机制。

静态 MRI 从前、中、后盆腔支持结构为顺序需观察的结构包括:尿道支持韧带、耻骨直肠肌;子宫主韧带和骶韧带、髂骨尾骨肌;盆膈裂孔、直肠阴道隔、会阴体等。

盆底动态磁共振成像则是实时动态观察盆底肌肉及脏器位置的改变。动态 MRI 图像分析中,影像科医生工作中最常使用的为耻尾线(pubococcygeal line, PCL)分度系统,选取耻骨联合下缘与末节尾骨关节作耻尾线,分别观察,评价脱垂程度。

(1) 前盆腔:膀胱、尿道和阴道前壁;

(2) 中盆腔:子宫和阴道穹隆;

(3) 后盆腔:阴道后壁和直肠。

另外,还可以通过静息相和各个动态相的二维图像对比,辅助诊断盆底肌形态、解剖功能的改变程度。

目前在盆底肌肉损伤方面使用的功能 MRI 技术为磁共振扩散张量成像(diffusion tensor imaging, DTI)和磁共振弹性成像技术(magnetic resonance elastography, MRE)。DTI 能够早期从分子水平显示肌纤维结构是否完整,并利用纤维示踪技术三维可视化肌纤维排列,DTI 在 T2WI 未出现异常信号之前即可发现盆底肌肉损伤,在盆底肌肉发生不可逆损伤之前,为临床治疗赢得时间。MRE 是采集组织和器官的弹性力学参数,以机械化和定量化取代传统触诊,且不受诊断部位和人为因素的限制,

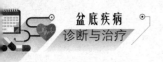

提供关于组织弹性信息的一种特殊非创伤性的磁共振技术,也被称作影像触诊。MRE 通过无创化、机器化的磁共振检查逐渐用来定量肌肉、肌筋膜韧带的弹性与硬度。

女性 PFD 的磁共振扫描逐渐规范化,静态磁共振扫描帮助了解盆底基本解剖结构。动态磁共振扫描可动态实时展现盆腔器官脱垂变化。功能磁共振成像从盆底生物力学角度入手,结合其他方法,解释盆底功能障碍发生的生理病理学。

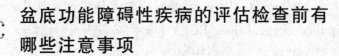

盆底功能障碍性疾病的评估检查前有哪些注意事项

所有进行盆底功能障碍评估的女性均应该先参加适合年龄的常规全身检查和肿瘤筛查,这一点非常重要。详细的病史及检查可以发现对尿失禁有直接影响的全身性疾病,如糖尿病、血管功能障碍、慢性肺疾病及神经病变。如询问病史中出现以下情况:根据症状及初步评估无法确定诊断、伴随膀胱过度活动症状、下尿道手术史包括抗尿失禁手术失败、神经性膀胱功能障碍、压力试验阴性、尿常规异常(如无法解释的血尿或脓尿)、大量残余尿、排尿障碍等,则需进一步检查,明确诊断,指导下一步治疗。

1. 肺、心脑血管及血糖方面的检查

评估患者是否患有慢性咳嗽,心脑血管的功能能否耐受手术,糖尿病病史长的人要注意有无神经病变,有无神经源性膀胱

的存在。

2. 腰背部检查

可以确定是否有腰椎间盘脱出或椎管狭窄,脊柱或其侧面的触痛或发现脊柱两侧肌肉的痉挛。

3. 腹部视诊

视诊可确认是否有腹部手术瘢痕或腹部扩张。触诊确认是否有肝脾大、肿块、扩张的器官和触痛,Valsalva 动作和咳嗽可以检查是否有疝的存在。如有肿块、腹水和器官扩大,均会影响腹内压力和尿道功能。如有腹股沟的触痛,则能够提示淋巴结病变。

盆底功能障碍性疾病的评估检查 如何安排检查顺序

盆底功能障碍性疾病的一系列评估检查,需遵循一些基本原则:由简单到复杂,由无创到有创,由主观到客观。

1. 常规妇科检查和三合诊

盆腔三合诊可以排除同时存在的妇科异常如炎症、肿瘤等。直肠检查可进一步评价盆腔情况,并可通过指诊排除直肠肿瘤。以下是体检时可发现的一些体征。

(1) 尿道中段锚定试验阳性:该试验相当于指压实验,有助于预测尿道中段悬吊带手术能否纠正尿失禁。

(2) 吊床松弛:在做盆底检查时,除锚定尿道中段控制咳嗽

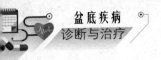

时的漏尿外,20%～30%的患者还需要紧固吊床的单侧,这证明这些结构在尿道闭合中所起的协同作用,以及紧固吊床与放置尿道中段悬吊带一样也很重要。

(3) 尿道外韧带松弛:表现为尿道外口松弛开放、闭合不良,尤其伴有尿道黏膜外翻更加提示有该韧带的松弛。常常伴有耻骨尿道韧带及吊床松弛。

(4) 窥器缓漏尿征:检查时将窥器放入阴道可观察到缓慢而稳定的漏尿。

(5) 如触诊尿道和阴道前壁可以引起疼痛或引出尿道分泌物,应详细检查是否有尿道旁腺感染、尿道憩室、癌肿、尿道感染或间质性膀胱炎。

2. 专科检查

(1) 压力试验:在患者自觉膀胱充盈时检查。患者取截石位,患者连续用力咳嗽数次,观察尿道口有无漏尿现象。

(2) 指压实验:即膀胱颈抬高实验。实验前,嘱患者咳嗽并可见漏尿,勿将两指压在尿道上。实验时,以中指及示指伸入阴道,分开两指置于后尿道两侧,观察患者咳嗽是否漏尿,漏尿为(－),否则为(＋),阳性则说明为压力性尿失禁。

(3) 棉签实验:测定尿道轴向及活动度。

(4) 尿垫试验:有助于证明漏尿的存在和漏尿量。患者在一定时间内做一系列规定动作,测量患者活动前后佩戴卫生巾的重量。轻度尿失禁:1 小时漏尿<1 g;中度尿失禁:1 g<1 小时漏尿<10 g;重度尿失禁:10 g<1 小时漏尿<50 g;极重度尿失禁:1 小时漏尿>50 g。

(5) 尿常规:目的是排除感染、血尿和代谢异常。需观察尿失禁症状是否因尿路感染的治愈而得以改善。

(6) 残余尿测定:结果判定小于 30 ml 为正常;大于 100 ml 为不正常;30～100 ml 临床意义不确切。

(7) 排尿日记:是一种相对可靠的研究尿失禁方法,简便易行。其最大意义在于对复杂性尿失禁的临床诊断及评估意义较大。

(8) 神经检查:尿失禁有可能是神经系统疾病所表现的症状。神经检查应评价精神状态、双下肢的感觉和运动功能、腰骶神经功能及支配的神经功能测定。腰骶检查评估应包括:①盆底肌力;②肛门括约肌静息张力;③肛门主动收缩;④会阴感觉。这种检查简单、快速,可作为妇科检查的一部分。当发现异常或怀疑存在神经障碍时,应进行全面的神经检查,尤其是对腰骶神经根的检查。

3. 特殊检查

(1) X 线检查:膀胱尿道造影可了解尿道角度变化、膀胱位置及膀胱颈的改变。

(2) 磁共振成像:在软组织的区别上可产生清晰图像。

(3) 排空膀胱尿道图:用于测定膀胱颈、膀胱基底部的位置及尿失禁程度。

(4) 膀胱镜:患者慢用力,若膀胱颈呈漏斗状开放并向后下方移动,则证明解剖性压力性尿失禁。

(5) 超声:包括腹部超声、会阴超声、阴道口超声、阴道超声、直肠超声、尿道内超声。经会阴超声检查可观测并证实用力时

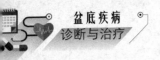

膀胱颈的开放或过度下降情况,有助于压力性尿失禁的诊断。

(6) 尿流动力学检查:在膀胱充盈和排空过程中测定表示膀胱和尿道功能的各种生理指标。腹压漏尿点压<60 cm H_2O,或尿道关闭压<20 cm H_2O 可作为尿道内括约肌缺陷的诊断标准。

尿失禁

什么是尿失禁

好尴尬,一咳嗽、大笑、打喷嚏就漏尿;看着娃娃不能抱,一抱就漏尿(图19);一想上厕所立马憋不住,晚一会就尿裤子了;总是有尿意,但每次尿量都很少……这些场景在你的生活中出现过吗?这些都是尿失禁的表现。

尿失禁的标准定义是:确定构成社会和卫生问题,且客观上能被证实的不自主尿液漏出。通俗来讲就是尿液不自主的从尿道流出且无法控制,而且已经造成了社会和卫生问题。常见的尿失禁有压力性尿失禁、急迫性尿失禁、混合型尿失禁。

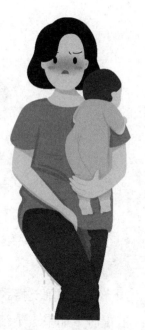

图 19　抱娃漏尿

为什么会发生尿失禁

在讲为什么会发生尿失禁(图20)之前,我们需要了解控制尿液不流出的结构和原理,就像尿道里有一个水龙头,当龙头关闭不牢时,龙头就会漏水,尿道也是一样。控尿,依赖身体里两套系统的完美配合,即尿道周围支持系统及膀胱颈和尿道的括约肌闭合系统。

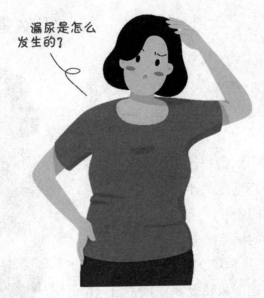

图 20　漏尿是怎么发生的

　　尿道周围支持系统包括阴道前壁、盆内筋膜、盆筋膜腱弓和肛提肌。如果这个结构正常,腹压增加时,尿道内压也会增加,尿道内压高于膀胱内压时,就不会出现漏尿。

　　尿道的三层肌肉(内层的纵行平滑肌、中间的环形平滑肌和外层的横纹肌)与尿道黏膜一起构成了括约肌闭合系统。

　　当妊娠、分娩、肥胖、绝经、盆腔手术等损伤了这两套系统时,尿失禁就发生了。

为什么尿失禁要尽早治

  各种类型的尿失禁都会使患者的外阴长期处于潮湿的环境下,这样免不了会出现反反复复的泌尿生殖道感染,虽然概率较低,但仍有可能向上侵犯尿道膀胱出现膀胱炎症、癌症等。

  有研究表明:约80%的压力性尿失禁患者伴有不同程度的盆腔器官脱垂,这部分人群除了受到尿失禁的困扰,脱垂的脏器也可能会影响夫妻生活,并可能在日常生活中出现小腹坠胀、下体异物感等不适。

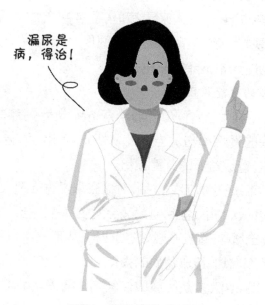

图21 漏尿是病,得治

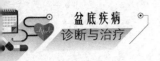

虽然尿失禁不是一个致命的疾病,但是却严重影响生活质量和身心健康。随着经济发展,人们生活水平的不断上升,很多人已经从开始的只追求温饱到现在越来越注重生活质量。因此,如果您有漏尿,或发现身边的朋友及认识的人有漏尿问题,一定要认识到"漏尿是病,得治"(图21)。

打喷嚏、运动时偶尔滴出两滴尿正常吗

漏尿,哪怕只有一两滴,也要关注重视了,要知道,正常的盆底关闭尿道,就应该像一个正常水龙头一样——滴水不漏。很多漏尿的人,一开始就是偶尔漏一两滴,没有引起重视,后来越来越严重,以至于有些人来看病时,需要穿着成人尿不湿。因此,偶尔出现打喷嚏、运动时一两滴漏尿,一定要引起重视,因为这是盆底功能开始下降的征兆。

1. 漏尿的可能诱因

(1) 怀孕和生子:怀孕期间,子宫不断增大,持续的牵拉和压迫造成盆底的慢性损伤。当胎儿从阴道娩出的时候,会过度牵拉盆底组织,造成盆底的急性损伤。

(2) 肥胖:肥胖增加的重量,对盆底来说也是超大的负担,长期在高负荷的状态下,盆底组织又会发生慢性损伤。

(3) 腹压增加:慢性咳嗽、长期便秘、从事重体力劳动等均可使腹内压长期增加,造成盆底的损伤。

(4) 年龄:雌激素是盆底的保鲜剂。随着年龄增长,雌激素水平逐渐下降,盆底的功能就会出现衰退了。

2. 漏尿后应采取的措施

(1) 尽早做盆底肌筛查:通过盆底肌筛查,可以判断漏尿的发生是否与盆底肌功能下降有关,同时也为后续是否需要做盆底康复提供依据。

(2) 坚持做家庭盆底肌训练:如果是由于盆底功能下降导致的漏尿,应该坚持家庭盆底肌训练,如 Kegel 运动、腹式呼吸和阴道哑铃。家庭盆底肌训练可以帮助漏尿患者增强盆底肌力量和协调性,提高盆底肌支持功能,缓解漏尿症状。

(3) 必要时做盆底康复:专业人员指导下的盆底康复,可以让漏尿得到更有效、更个性化的治疗,也能更快速地恢复盆底功能。必要时,漏尿患者应该遵循专业临床医生的建议进行盆底康复。

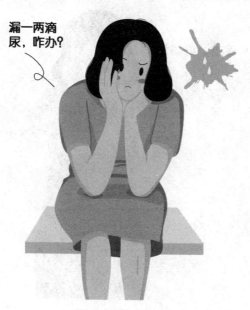

图 22   漏一两滴尿应该怎么办?

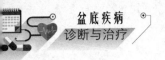

　　漏一两滴尿,很多女性认为是再正常不过的现象,但是它可能提示你的盆底出了问题。随着年龄的增长,漏尿的现象可能会越来越严重。因此,漏一两滴尿(图22),千万不要以为是正常现象,应该及时到医院检查一下自己的盆底是否安好,做到早发现、早治疗!

尿失禁的分类有哪些

　　漏尿,好尴尬! (图23)分清楚是哪一种类型的尿失禁,可以采用有效的方法进行干预。较为常见的尿失禁有三种,分别为

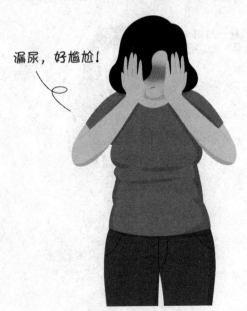

漏尿,好尴尬!

图23　漏尿,好尴尬

压力性尿失禁、急迫性尿失禁、混合型尿失禁,其中以压力性尿失禁最为常见,其次是混合型尿失禁,第三是急迫性尿失禁。

压力性尿失禁是指在腹压增高时尿液出现不自主的流出,是最常见的尿失禁类型。生活中常见导致腹压增加的情况有咳嗽、打喷嚏、大笑、跳绳、爬楼梯、干重体力活、拎重物或搬重物、弯腰等,还有一些运动也容易导致腹压增加,如仰卧起坐、空中蹬车、深蹲、跑步等。当腹压增加的时候,膀胱内压随之增加,如果这个时候尿液从膀胱流出的通道——尿道内的压力不能将尿液关闭在膀胱里,那漏尿就发生了。大多数人的压力性尿失禁是因为盆底肌松弛引起的,极少数人是因为尿道内括约肌缺陷引起的。

急迫性尿失禁是指有强烈尿意或尿急感后,尿液无法控制而流出。膀胱就像一个水袋,肾脏形成的尿液源源不断地流入膀胱,膀胱慢慢变大,在这个过程中会产生尿意,但是如果周围没有厕所或有事正在忙,不能立刻去上厕所,这个尿意会消失。随着膀胱内尿液越来越多,尿意会越来越强烈,这时就会找机会去上厕所,正常情况下,我们都会到达厕所,摆好姿势后,从容地排尿,排出尿液的过程需要膀胱逼尿肌收缩用力,这是正常情况。但是有些人,由于各种原因(神经或盆底肌损伤)导致不该排尿的时候,逼尿肌产生强烈的收缩要排尿,所以就会出现有了尿意(逼尿肌收缩)后,必须马上去厕所,并且很多时候,还没到厕所,就已经尿出来了。因此,急迫性尿失禁是不该尿的时候尿了。急迫性尿失禁常见的症状有尿频、尿急、尿痛、夜尿、排尿间隔<2 小时,有尿意时不能拖延和控制排尿。

混合型尿失禁则是指压力性尿失禁和急迫性尿失禁的症状同时存在。

看了以上这些表现,你是否可以初步判断,你的尿失禁是哪种类型(图24)?

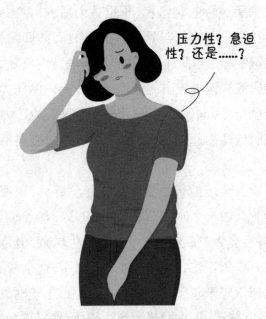

图 24　自测是哪种尿失禁

尿频、尿急还伴随尿失禁是怎么回事

尿频(图25)、尿急、憋不住尿,那可能是患上了急迫性尿失禁。中国成年女性急迫性尿失禁的患病率是 2.6%。

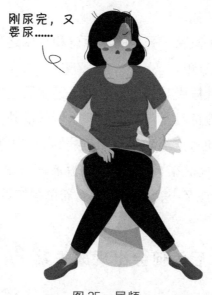

图 25 尿频

急迫性尿失禁是指有强烈的尿意后,尿液不能由意志控制而经尿道口漏出的情况。你可能会出现突发的无法抑制的排尿欲望(尿急感),并在冲往厕所的途中就漏尿了(尿失禁),通常漏尿的量较大,因为排出的是整个膀胱的尿量。在某些特定的情况下特别容易发生急迫性尿失禁,如听到流水声,从外面回家开锁时,有的时候也可能是咳嗽或打喷嚏诱发的。我们需要区分咳嗽或打喷嚏引发的漏尿是急迫性尿失禁还是压力性尿失禁,如果咳嗽打喷嚏后出现强烈尿意并发生尿失禁(漏尿量较大),则是急迫性尿失禁;如果咳嗽打喷嚏时没有尿意(漏尿量不大),但是有尿液漏出,则是压力性尿失禁。如果你有过"我来不及上厕所""我没来得及到卫生间就尿裤子了"的经历,那说明已经患

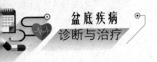
上了急迫性尿失禁。

急迫性尿失禁除了强烈的尿急感和漏尿之外,还常伴有尿频、夜尿增多的表现。

引起急迫性尿失禁的主要原因是逼尿肌过度活动,除了原发性逼尿肌过度活动是没有明确病因所致以外,神经源性和非神经源性逼尿肌过度活动是有明确病因的,如急/慢性膀胱炎、间质性膀胱炎、膀胱结石、膀胱肿瘤、膀胱憩室、膀胱异物、放疗、膀胱出口梗阻、脑卒中、痴呆、帕金森、脊髓损伤等。

子宫切除术后为何会出现尿失禁

做完子宫切除术后却漏尿了,这究竟是怎么回事?

1. 盆腔手术改变盆底原先的解剖结构

美国 De Lancey 教授提出的吊床理论指出,尿道位于阴道前壁构成的吊床之上,阴道借助于阴道顶端、侧方和远端的韧带、筋膜等固定在盆腔内。完好的吊床是控尿的保障,其不论在休息或活动时,都能有效地压迫尿道,使尿液不会漏出。但是在盆腔手术中,由于阴道周围结构的破坏(如子宫被切除、韧带被切断、筋膜被损伤),吊床不再完整,当腹压增加时,吊床不能有效关闭尿道,而使尿液漏出。

此外,盆腔手术可能会造成参与尿控的神经受损而导致尿失禁的发生。

盆腔术前有隐匿性尿失禁的患者,盆腔术后尿道返折变小或消失,可能会发生漏尿,或者部分患者盆腔术后漏尿比术前更严重。

2. 术后激素水平的变化

卵巢是产生雌激素的重要工厂,其正常工作依赖于丰富的血供,其血液供应由卵巢动脉和子宫动脉的卵巢支提供,只有保证充足的卵巢血供,才能保证卵巢激素的正常分泌。子宫全切及子宫次全切两种手术方式,都要切断子宫动脉卵巢支,从而使卵巢失去来源于子宫动脉的血液供应。另外,子宫切除后,卵巢动脉的阻力逐渐增大,卵巢动脉血流量逐渐减少。双重影响之下,卵巢功能下降,雌激素分泌减少,一则吊床的关闭能力下降,二则尿道黏膜的关闭能力也下降,最终导致尿失禁的发生。

生活中我们该如何自查是否患有尿失禁

① 咳嗽、大笑或打喷嚏时有漏尿?　　　　□是　□否

② 弯腰、下蹲、提举重物时有漏尿?　　　　□是　□否

③ 快走、爬楼梯、慢跑或其他运动时有漏尿?　□是　□否

④ 体位改变时有漏尿?　　　　　　　　　　□是　□否

⑤ 当正在脱裤子准备上厕所时漏尿?　　　　□是　□否

⑥ 当有强烈的排尿感,且必须马上冲到厕所?　□是　□否

⑦ 当有强烈的排尿感,但还没来得及跑到厕所就漏尿了?

　　　　　　　　　　　　　　　　　　　　□是　□否

⑧ 正常饮水情况下,白天排尿次数≥8 次?　□是　□否

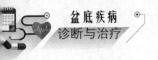

⑨ 夜晚醒来排尿的次数≥2次？　　　　　　　□是　□否

⑩ 漏尿是否会妨碍你的活动或使你尴尬？　　□是　□否

以上问题中，如果任何一个问题你的回答是"是"，请至泌尿科或妇产科门诊就诊。

日常生活中预防漏尿有哪些注意事项

你知道吗？其实漏尿是可以预防的。同样是产后和中老年女性，又或同是干重体力活、患有便秘的女性，有些人可能不会出现漏尿。预防漏尿，以下这些注意事项您应该知道。

1. 培养良好的生活习惯

日常生活中应保持良好的饮食习惯，饮食结构荤素搭配合理，不暴饮暴食，每餐不能吃得过饱，尽量按时就餐。减少含咖啡因饮品的摄入也可预防和减轻尿失禁。

肥胖的人群，应注意控制体重或根据身体情况在专业人士指导下减轻体重，避免因过度肥胖导致盆底肌承受过多的腹部压力。

养成良好的排便习惯，每次排便时间不宜过久，尽量将时间控制在5~10分钟内。如果患有便秘、排便困难、排便费力等其他排便障碍，建议先到肛肠科就诊。对于盆底功能障碍导致的便秘、排便困难等，可以通过电刺激、磁刺激等盆底康复进行相应治疗。

如果有慢性咳嗽，应积极治疗。

2. 避免一些增加腹压的行为

生活中避免一些增加腹压的行为，如经常干重体力活或经常抱孩子等。长期腹压增加会使得盆底肌容易发生松弛,盆底支持功能下降,漏尿便容易发生。经常干重体力活的人群应该加强盆底肌训练,缓解因长期干重体力活给盆底肌带来过多的负担。经常抱娃的女性应注意劳逸结合,因为经常抱娃不仅可能会造成盆底肌的损伤,还可能会因为一些抱娃姿势不恰当或长久抱娃,引起腰背痛、"妈妈手"等。如果要进行增加腹压的运动,建议先评估盆底功能,在盆底功能正常后再进行。

3. 坚持家庭盆底肌训练

坚持 Kegel 运动、阴道哑铃和腹式呼吸等家庭盆底肌训练不易,很多人难以坚持并养成习惯。如果你不想让漏尿发生在自己身上,请一定要坚持盆底肌训练。家庭盆底肌训练一定要循序渐进,根据自己的实际情况制订相应的计划。

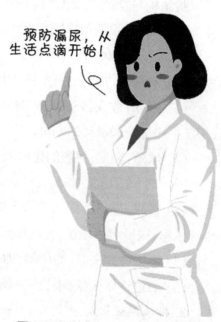

预防漏尿,从生活点滴做起(图 26)!比较恰当的搬举动作、每天 10~15 分钟的盆底肌训练、良好的排便习惯,就可以帮助您轻松远离漏尿!

图 26 预防漏尿,从生活点滴开始

下尿路症状

什么是下尿路症状

　　下尿路症状(lower urinary tract symptoms, LUTS)是一组下尿路结构与功能改变所引起的排尿周期中各种症状的统称,分为储尿期、排尿期和排尿后症状。

　　1. 储尿期症状

　　主要有尿频、尿急、夜尿、压力性尿失禁、急迫性尿失禁。

　　(1) 尿频:成人排尿次数 24 小时≥8 次,夜间排尿次数≥2 次,平均每次尿量<200 ml。

　　(2) 尿急:突发、强烈的排尿欲望,而且很难被主观抑制而延迟排尿。

　　(3) 夜尿:夜间排尿次数≥2 次,患者因尿意而非其他原因觉醒排尿,尿量明显增加,夜间排尿量超过白天尿量。

　　(4) 压力性尿失禁:腹压增加时,尿液不自主地漏出。

　　(5) 急迫性尿失禁:不自主漏尿前或漏尿时有尿急症状。

　　2. 排尿期症状

　　常见症状有排尿迟缓、尿线中断、排尿踌躇、排尿费力、排尿疼痛、尿流分叉、尿流变细、滴状排尿。

　　(1) 排尿迟缓:需要等待一段时间才能开始排尿。

（2）尿线中断：排尿时尿线时断时续或突然停止伴剧痛的现象。

（3）排尿踌躇：排尿开始的时间延迟。

（4）排尿费力：尿液排出难度增加，需要增加腹压才能克服阻力排尿。

（5）排尿疼痛：排尿时感觉耻骨上区、会阴部和尿道内疼痛或烧灼感。

（6）尿流分叉：指排尿起始或终了时，尿流自尿道口分散排出，而出现分叉的现象。

（7）尿流变细：排出的尿流变细。

（8）滴状排尿：排尿时尿不成线地滴出。

3. 排尿后症状

是指排尿后立即出现的症状，如排尿不尽感和排尿后滴沥。

（1）排尿不尽感：排尿后仍然觉得膀胱里有尿液没有排出。

（2）排尿后滴沥：排尿完毕后仍有尿液点滴而出。

LUTS 影响面很广，全球有 23 亿人经历过至少 1 种 LUTS 症状，随着年龄增加，LUTS 发生率增高，老龄、空腹高血糖、低密度脂蛋白增高、肥胖等为 LUTS 的独立危险因素。LUTS 不仅影响患者日常生活及工作，还增加患者跌倒风险，降低其日常活动能力，导致生活质量的下降。研究发现，尿频、尿急、夜尿是最困扰女性 LUTS 患者的症状。

什么是膀胱过度活动症

国际尿控协会将膀胱过度活动症定义为：在无感染及其他

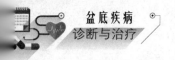

明显病理改变的前提下,出现的以尿急为核心症状,伴或不伴有急迫性尿失禁,常合并尿频和夜尿的一组症候群。如果伴有急迫性尿失禁,则称为湿性膀胱过度活动症;如不伴有急迫性尿失禁,则称为干性膀胱过度活动症。

中华医学会泌尿外科尿控学组将膀胱过度活动症定义为:由尿频、尿急、急迫性尿失禁等症状组成的症候群,这些症状既可以单独出现,也可以任何复合形式出现。

有数据表明,我国18岁以上人群膀胱过度活动症的患病率为6%,随着年龄的增长,患病率也升高,40岁以上人群膀胱过度活动症患病率可达11.3%。

膀胱过度活动症是储尿期出现异常,病因未明。可能的病因有神经疾病及损伤、膀胱出口梗阻,尿道支持组织薄弱、逼尿肌高活动性(图27)、膀胱高敏感。

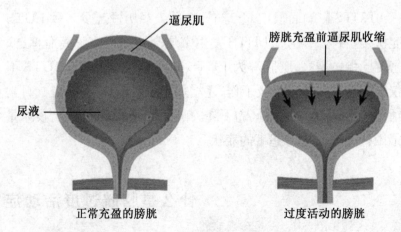

图27　逼尿肌高活动性

行为疗法是治疗膀胱过度活动症的一线疗法,如改变生活方式、进行膀胱训练和家庭盆底肌训练。膀胱训练包括延迟排尿和定时排尿,通过膀胱训练,抑制逼尿肌的过度活动,减轻尿频、尿急,增强膀胱容量,改善膀胱功能,从而缓解膀胱过度活动症的临床症状(图28)。而长期坚持家庭盆底肌训练能够改善盆底功能,可达到明显治疗效果。

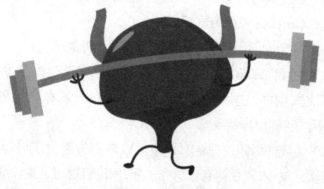

图28　膀胱训练

经皮神经电刺激是治疗膀胱过度活动症安全、有效的方法,通过刺激骶神经平衡,改善排尿症状。盆底电刺激可以帮助患者锻炼盆底肌肉,促进神经调节,抑制逼尿肌过度活动,改善逼尿肌与尿道括约肌的协调性。此外,也可以通过磁刺激抑制排尿反射或逼尿肌的不稳定收缩,起到改善膀胱过度活动症症状的目的。有研究指出,磁刺激联合生物反馈治疗膀胱过度活动症疗效达95.12%。

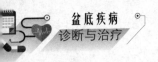
什么情况算尿频

常常有患者问："医生,我最近总是频繁上厕所,是不是尿频啊?"那么什么情况算尿频呢?

成人白天排尿次数≥8次,夜间排尿次数≥2次,平均每次尿量<200 ml时,考虑为尿频。

导致尿频的原因很多,一般分为以下几种类型。

(1) 生理性尿频:因为饮水过多、精神紧张或气候寒冷,而出现排尿次数增多,这是正常现象,这种尿频一般每次排尿量不少,也不伴随其他症状。

(2) 炎症性尿频:膀胱炎、尿道炎或尿道旁腺炎常引起尿频,而且每次尿量少,通常伴有尿急和尿痛,尿液镜检可见炎性细胞。

(3) 神经精神性尿频:精神紧张或中枢及外周神经病变引起排尿反射紊乱,尿频而且每次尿量少,不伴有尿急和尿痛,尿液镜检没有炎性细胞。

(4) 多尿性尿频:糖尿病、尿崩症等患者出现排尿次数增多,而且每次尿量不少,全日总尿量增加。

(5) 膀胱容量减少性尿频:由于各种原因引起膀胱容量减少,导致排尿次数增加,而每次排尿量少,一般药物治疗无效。

(6) 膀胱黏膜敏感度增高性尿频:炎症引起膀胱黏膜充血,导致膀胱内仅存少量尿液就引起尿意,排尿次数增加,每次排尿量少。

（7）内分泌性尿频：月经前后或性交以后出现的尿频。

（8）尿道口周围病变致尿频：尿道口周围病变等刺激尿道口引起尿频。

（9）继发于排尿障碍的尿频：膀胱颈部以下存在梗阻，继发膀胱逼尿肌肥厚，使膀胱顺应性下降，在膀胱储尿没有达到正常容量的时候就产生尿意，引起尿频。

尿痛是怎么回事

尿痛到底是什么感觉？对于很多经历尿痛折磨的人来说，就如同上了刑场一样。简单讲，尿痛是指排尿时尿道、膀胱和会阴部疼痛。其疼痛程度不一，有轻有重，常呈烧灼样，严重者痛如刀割。

如果排尿开始时尿痛明显，或合并排尿困难者，病变多在尿道，常见于急性尿道炎。

如果是排尿终末时疼痛，且合并尿急者，病变多位于膀胱，常见于急性膀胱炎；排尿末疼痛明显的，且排尿后疼痛持续，或觉膀胱空余时痛，或不排尿亦疼痛者，病变多在尿道或邻近器官，如膀胱三角区炎、前列腺炎等，个别输尿管末端结石的患者也会表现为严重的尿痛。

那么常见的导致尿痛的疾病有哪些呢？

1. 泌尿道感染

泌尿道感染可影响泌尿系统任何部位，包括尿道、前列腺、膀胱、输尿管、肾脏。除了尿痛，患者可能还伴有尿频、尿急，尿

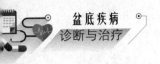

道烧灼感,尿液浑浊或有强烈的气味,甚至血尿等情况。

2. 肾输尿管结石

一定体积的结石在经输尿管排出时可能引起输尿管梗阻导致肾积水或肾绞痛。患者常会伴有血尿、恶心呕吐、排尿困难及背部、侧腹部、下腹部剧烈疼痛,也可放射至尿道,引起尿道痛,较少见。

3. 阴道炎

阴道炎一般是由刺激、感染或激素缺乏引起的,患者往往伴有尿路感染,且有阴道瘙痒、灼热或发红、分泌物不正常以及性交疼痛等临床表现。由于与尿道邻近,分泌物刺激有时也会出现尿痛症状。

4. 盆腔炎

患者会伴有阴道或尿道分泌物异常、月经不规律出血、下腹部疼痛、性交疼痛、高热畏寒、恶心呕吐等临床表现。

5. 前列腺炎

急性前列腺炎多由膀胱或尿道的细菌感染所致,其症状包括盆腔疼痛、排尿疼痛、射精疼痛等。

慢性前列腺炎是持续的前列腺炎症,其症状包括生殖器或盆腔持续疼痛、前列腺区域有沉重/疼痛感、射精疼痛、经常尿路感染。

6. 膀胱癌

膀胱癌可引起各种泌尿问题,其中最常见的表现是无痛性肉眼血尿,但是很多患者就诊时症状并不典型,表现各异,可能就包括尿道疼痛。早期有尿频、尿急(尤其夜间)、排尿疼痛或灼热感、排尿无力等；晚期有排尿困难、腰腹疼痛、食欲不振、原因不明的消瘦、疲倦或虚弱感、脚肿、骨痛等表现。

膀胱刺激症状是怎么一回事 ⟜

膀胱刺激症状指的是尿频、尿急、尿痛，也称尿路刺激征，是尿路感染的典型症状。引发膀胱刺激症状的原因主要有以下几方面。

（1）膀胱受激惹：是尿路感染时产生膀胱刺激症状最常见的原因。常为炎症性刺激，如肾盂肾炎、膀胱炎、前列腺炎、肾结石合并感染和泌尿系结核。在急性炎症和活动性泌尿系统结核时最为明显。非炎症性刺激如结石、异物、肿瘤、妊娠压迫等也可引起膀胱刺激症状。

（2）有效膀胱容量减少：如膀胱占位性病变或膀胱壁炎症浸润、硬化、挛缩所致膀胱容量减少，而导致每次排尿量减少，排尿次数增多，常不伴有尿急和尿痛。

（3）膀胱神经功能调节失常、尿频：可见于精神紧张和癔症，此时可伴有尿意，但无尿痛。

什么是尿线异常 ⟜

正常人排尿时尿线是连续的，有一定的直径及射程。一部

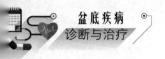
分尿路感染患者会出现尿线异常的情况。尿线异常的表现主要有以下几种。

1. 尿线分叉

这是指尿流从尿道外口排出时呈分叉的现象，与高速尿流通过尿道狭窄部位时形成的涡流有关。并非所有的尿流分叉都属病理性。有的人尿道的远端和尿道口的中间部分两边贴得较紧，排尿时就会出现尿线分叉，这属于正常现象。由病理性原因引起多见于前列腺增生。增生的前列腺(特别是前列腺中叶增生时)，正好将尿道内口的中间部分抬高，就可以造成排尿时尿线分叉。其他原因如远端尿道狭窄、尿道口狭窄、包茎、精阜肥大、尿道口炎症等也可以造成尿线分叉。

2. 尿流中断

这是指在排尿过程中，尿流突然中断，有时还会伴有阴茎头部剧烈的疼痛。最常见的原因是膀胱结石，患者必须通过变换体位才能将尿液排尽；到晚期，即便如此还是不能一次将尿排尽，而需要再吸一口气，才能继续排尿。这时就表现为尿流中断。

患膀胱肿瘤、膀胱异物、输尿管囊肿等疾病的患者，在排尿过程中，结石、肿瘤或输尿管囊肿组织、异物等可随尿流移动位置，如突然堵塞尿道内口，也会造成尿流中断。患者稍事休息或移动变换体位，就可继续排尿。

巨大膀胱憩室、膀胱输尿管反流合并输尿管积水患者在排尿过程中，虽然能将膀胱内的大部分尿液排空，但排尿结束后仍有相当一部分尿液还存留在憩室内或输尿管内，这些尿液很快又进入膀胱,并产生尿意而再次排尿。这种情况称为两段排尿,而不是尿流中断。

3. 尿后滴沥

排尿结束后仍有尿液滴出称为尿后滴沥。症状明显时,患者常常需要在排尿结束后抖掉尿道内残留的尿液,以免弄湿内裤。

正常情况下,排尿结束时球部尿道或前列腺尿道内会有少量剩余尿,这部分尿液会立即被挤回膀胱,不产生任何麻烦。尿后滴沥则是由于膀胱收缩无力,不能将尿道内的尿液排尽。常常是前列腺增生症的早期表现,其本身并不需要处理。也可以是尿道憩室、尿道狭窄的一种表现。

4. 排尿困难

这是指排尿不畅、排尿费力。排尿困难的程度与疾病引起尿道梗阻的程度有关。轻者表现为排尿延迟、射程短;重者表现为尿线变细、尿流滴沥且不成线,排尿时甚至需要屏气用力,乃至需要用手压迫下腹部才能将尿排出。严重的排尿困难可发展为尿潴留。

5. 尿失禁

这是指尿液不受主观意志控制地从尿道口流出。根据其发生机制的不同,可将尿失禁分为真性尿失禁、压力性尿失禁、充盈性尿失禁和急迫性尿失禁四种。尿路感染患者的尿失禁主要是急迫性尿失禁。

6. 漏尿

这是指尿液从尿道口以外的部位流出体外。最常见的原因

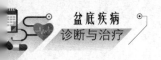

是尿道外括约肌远端的各种尿瘘,如进入尿道或女性生殖道的异位输尿管开口;继发于妇科手术、放射、产伤的尿道皮肤瘘、尿道阴道瘘、尿道直肠瘘、膀胱阴道瘘、输尿管阴道瘘等。这种患者除了有正常的排尿外,还有持续不断的漏尿。

7. 遗尿

这是指在睡眠时不由自主的尿失禁,而在清醒时并不发生尿失禁。婴幼儿由于神经系统发育尚不完全,泌尿系统本身没有异常,可出现不自主的排尿,属于功能性遗尿。在3岁以前,这是一种正常的情况。如3岁以后仍不能控制排尿,就属于异常情况了。这种由于神经系统或泌尿系统疾病引起的遗尿属于器质性遗尿。这些疾病包括神经系统的癫痫、脑肿瘤、脑血管意外、脊髓肿瘤、外伤性脊髓炎等;泌尿系统的梗阻性疾病,如包茎、后尿道瓣膜、膀胱颈部梗阻、尿道狭窄、尿路感染等;还有一些其他疾病也可以引起遗尿,如手淫、胃肠道功能紊乱等。

但是,仍有15%的儿童在5岁时仍有遗尿,15岁时有约1%的青少年有遗尿。遗尿必须与真性尿失禁相鉴别。因此,所有超过6岁的遗尿儿童都应该做泌尿外科检查。

便　秘

"我最近排便量少了,还不顺畅,是不是得了便秘?"生活中很多人有这样的疑问。

首先,我们要知道什么是便秘。便秘是在多种致病因素作用下,结直肠、肛门的结构和功能发生改变而出现的一组症状,表现为排便困难和(或)排便次数减少、粪便干硬。排便困难包括排便费力、排出困难、排便不尽感、肛门直肠堵塞感、排便费时和需手法辅助排便。排便次数减少指每周排便少于 3 次。

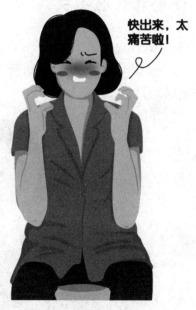

快出来,太痛苦啦!

图 29　排便费力

部分患者有缺乏便意、想排便但排不出(空排)、排便量少等表现。其中,排便费力是最常见的症状(图 29)。

便秘的诊断主要取决于症状,功能性便秘的罗马Ⅳ标准认为,在≥25%的时间中出现至少下列两种症状:排便费力、块状

91

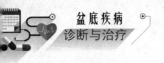

便或硬便、排便不尽感、肛门直肠梗阻或堵塞感、需要手法辅助排便,每周自发性排便少于 3 次,可诊断为便秘。

因此,如果仅仅只有排便不顺畅这一种表现,还不算便秘,需合并其他症状。偶尔的排便不顺畅可能是由于饮食、作息、情绪等突然变化引起的,需要及时调整,避免发展成便秘。

便秘和什么有关

便秘的发生究竟与哪些因素有关? 让我们一起一探究竟(图 30)!

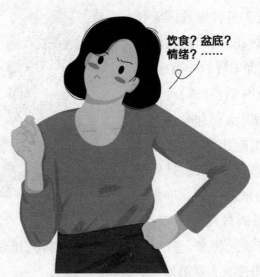

图 30 便秘的相关因素思考

1. 与不良生活习惯有关

(1) 不良饮食习惯:富含粗纤维的食物,如粗粮、蔬菜、水果等可增加食物残渣,对肠黏膜形成机械性或化学性刺激,引发大脑皮层和神经中枢的排便反射,促进肠道蠕动使粪便排出。饮食习惯不良、挑食、偏食、进食过少等,导致结肠中形成粪便的质量和体积不够,无法有效刺激结肠,使结肠蠕动减弱,粪便在肠道中滞留时间延长,使水分被过度吸收,形成干硬粪便。每日饮水 500~1 000 ml 可以增加粪便含水量和粪便体积,软化粪便,显著增加膳食纤维的利便作用。饮水量不足,也会引发结肠传输减慢、肠道润滑作用减弱,内容物滞留于肠道内干涩难行,发生便秘。

(2) 缺乏运动:长期缺乏运动,使协助排便的核心肌群收缩力减弱,肠管蠕动力量减小,引起便秘。

(3) 不良排便习惯:由于各种原因便意经常被忽视,排便场合和排便姿势不当,也会造成便秘。

2. 与年龄有关

便秘的患病率随着年龄增长而增加,老年人便秘患病率明显升高,一方面,老年人膈肌、腹肌、肛提肌和结肠壁平滑肌收缩能力普遍下降,胃肠黏膜萎缩、分泌液减少,粪便容易干燥;另一方面,由于脑卒中、糖尿病等使老人感觉迟钝、肢体活动受限或卧床,引起肠道蠕动功能减弱,发生便秘。

3. 与精神心理因素有关

焦虑、抑郁等精神因素可通过脑-肠轴相互作用,也可通过大脑皮质影响下丘脑和自主神经系统,从而进一步影响胃肠道动力、内脏敏感性和胃肠分泌功能,使直肠感觉及与肛门的协调

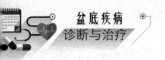

运动功能发生紊乱,导致粪便长时间滞留于直肠、粪便干结、排便间隔时间延长。同时,内脏刺激的感觉反应也可以影响到大脑情绪和情感区域的变化。因此,焦虑、抑郁情绪不仅影响便秘的发生,还可能与便秘之间形成相互作用。

4. 与肠道病变有关

结肠肿瘤、憩室、肠腔狭窄或梗阻、巨结肠、结直肠术后、肠扭转、直肠膨出、直肠脱垂、痔疮、肛裂、肛周脓肿和瘘管、肛提肌综合征、痉挛性肛门直肠痛等可引起便秘。

5. 与全身性疾病有关

如严重脱水、糖尿病、甲状腺功能减退症、甲状旁腺功能亢进症、多发内分泌腺瘤、高钙血症、高或低镁血症、低钾血症、卟啉病、尿毒症、重金属中毒等内分泌和代谢性疾病,自主神经病变、认知障碍或痴呆、多发性硬化、帕金森病、脊髓损伤等神经系统疾病,淀粉样变性、皮肌炎、硬皮病、系统性硬化病等肌肉系统疾病。

6. 与滥用药物有关

如抗抑郁药、抗癫痫药、抗组胺药、抗震颤麻痹药、抗精神病药,解痉药、钙拮抗剂、利尿剂、单胺氧化酶抑制剂、阿片类药物、拟交感神经药、含铝或钙的抗酸药、钙剂、铁剂、止泻药、非甾体抗炎药。

为什么会出现便秘

在回答这个问题之前,先让我们简单了解一下人体从吃进食物到排出大便的全过程。

吃进口中的食物,在口腔中先被咀嚼,然后通过食道进入胃。胃就像一个搅拌机,把食物与胃液混合后通过搅拌变成食糜。食糜分次、慢慢地通过幽门进入上部小肠。小肠是一个消化、吸收的场所,食物里的营养成分绝大多数都在这里吸收,食物中没有被消化的成分(如纤维素)和剩余残渣继续进行他们的消化道之旅,到达下一站——结肠。在结肠里,粪团初步形成,如何让这些粪团离开身体呢? 粪团会不停地刺激结肠壁使结肠蠕动,以推进粪团向前运动,在推进的过程中,结肠会不断吸收粪团中的水分,粪团变得越来越干,就形成了粪便。成形的粪便被结肠的集团蠕动推入直肠。到了直肠,粪便离开身体的日子就不远了。但是粪便到了直肠以后,并不是立刻被排出体外的。直肠有储存粪便的功能,当直肠内的粪便达到一定量的时候,直肠壁的神经就开始向中枢传递信号:这里大便很多了,我快放不下了,需要排出去。大脑收到信息后开始处理,如果环境允许,就下达指令,启动排便;如果环境不允许,大脑就会抑制脊髓的排便中枢启动排便程序,暂时不排便。排便程序启动后,肛门周围的肌肉(耻骨直肠肌、肛门外括约肌)放松,腹肌、膈肌收缩,腹腔内压力增加,直肠平滑肌收缩,使直肠内压力升高,大便被顺利排出体外。

从这样一段旅程里可以看出,正常排便需要满足三个条件:①肠道内容物刺激肠壁产生蠕动;②排便神经反射传导通路正常;③排便相关肌群收缩和放松正常。当其中一项或多项不能正常工作时,便秘就出现了。

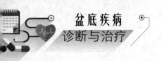

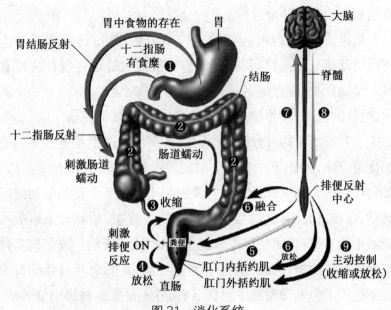

图 31　消化系统

1. 结肠推进力不足

排便通畅离不开结肠的运动。由于肠神经损伤、Cajal 细胞减少等造成结肠动力受损，使结肠动力降低、蠕动不协调，会导致结肠收缩无效，引起结肠排空迟缓。粪便在结肠停留时间延长，水分被过多吸收，使得粪便变硬，排出难度增加。焦虑、抑郁情绪、饮食中膳食纤维摄入过少、食物摄入量过少等，均会使结肠推动力不足，导致便秘的发生。

2. 直肠顺应性和直肠敏感性异常

直肠是一个储存粪便的场所，当直肠充胀，容量上升到300 ml 时，直肠内压力不发生任何变化，甚至反而下降，直到达到直肠所能耐受的最大容量引起便急感时，直肠内压力才明显上升,这种特性就是直肠顺应性。如果顺应性太低,少量粪便就会引起直肠内压力升高,频发便意,甚至还可能出现大便失禁;如果顺应性过高,直肠内储存太多的粪便而损害排出功能,就会出现便秘。直肠敏感性降低,缺乏排便冲动可导致粪便滞留,积累多且干硬的粪便,导致更难以排出;直肠敏感性降低,使直肠在扩张时肠壁收缩力减弱,导致直肠压力不足,影响排便。外周感受异常、传导通路异常和中枢处理异常,都可能导致直肠顺应性和直肠敏感性异常。

3. 排便动力不足

俗话说"水往低处流",大便从肛门排出,就是直肠内压力大于肛门内压力的结果。排便过程中肛门和直肠压力变化有 4 种类型,如下。

(1)正常型:表现为直肠内压力增加,伴随肛门括约肌松弛;

(2)Ⅰ型:表现为充足的推动力(直肠内压≥45 mmHg)和肛管压力矛盾性上升;

(3)Ⅱ型:表现为推动力不足(直肠内压<45 mmHg)和肛管压力矛盾性上升;

(4)Ⅲ型:表现为直肠内压增加(≥45 mmHg),伴随肛门括约肌不松弛或松弛不全。直肠内压<45 mmHg 为排便推动力不足。

直肠平滑肌收缩,膈肌、腹肌收缩产生的力量共同构成了排便动力。缺乏运动、年龄大、长期卧床等导致核心肌群力量下降,都有可能造成排便动力不足。

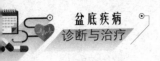

4. 盆底肌协调障碍

正常排便时,直肠收缩,推进粪便向前移动,腹内压增加,盆底肌和肛门外括约肌放松,使直肠内压力大于肛门内压力,大便顺利排出。排便障碍型便秘患者多数存在腹部、肛门直肠和盆底肌群协调障碍,导致粪便排出过程中阻力增加,从而阻碍排便。

年龄大出现便秘是正常现象吗

年龄与便秘的发生密切相关,随着年龄的增长,便秘的发生率呈上升趋势。所以很多人认为,年龄大出现便秘是正常现象。其实不然,一起来了解一下为什么年龄大的人容易出现便秘吧。

1. 饮食因素

老年人进食减少,或者由于牙齿缺失导致咀嚼困难,进食过于精细,食物残渣量减少,不能有效刺激肠蠕动,引起便秘。

2. 生理性老化

随着年龄的增长,唾液腺、胃肠和胰腺等分泌消化酶逐渐减少,使得食物在消化道的消化时间延长或难以消化。腹部肌肉、盆底肌肉松弛、乏力,在排便时腹压降低。结肠肌层变薄,结肠平滑肌张力降低,肠反射减退,肠道蠕动减慢。

3. 缺乏锻炼

老年人由于行动能力下降,运动减少,导致与排便相关的肌肉松弛、乏力,不能有效增加腹压,促进肠道蠕动和排便。

4. 药物因素

人一旦上了年纪,很多基础疾病也会随之而来,长期服用降压药、利尿药、止痛药等,可能会影响肠道功能,让原本就已下降的肠道功能雪上加霜。长期借助泻药辅助排便使肠壁肌肉松弛,胃肠道蠕动减弱,直肠压力感受器的敏感性降低,抑制排便。

5. 情绪不佳

儿女不在身边、突发的不良生活事件等,可能会使得中老年人群长期处于压抑、抑郁的状态,这种不健康的情绪或心理可能会影响结直肠运动及盆底功能,引起便秘的发生。

上了年纪就便秘,其实并不是正常现象。患了便秘,切勿过度用力排便,可能会诱发昏厥、心律失常、脑出血等心脑血管疾病,严重可致猝死。也不宜滥用泻药,应该尽早就诊。

了解了以上这些诱发便秘的因素,在生活中,我们可以适当的进行调整,把一些可以避免的因素尽量避免,这样我们就能在老年的时候还能拥有正常的排便功能。

什么食物能改善便秘

饮食调整是缓解便秘的首要选择,通过饮食调整可以在一定程度上帮助调节胃肠道功能,促进肠道蠕动。那便秘的患者,建议多吃哪些食物呢?

1. 富含膳食纤维的食物

多吃富含膳食纤维的食物。不可溶性膳食纤维可以促进胃

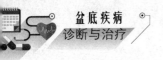

肠道蠕动,加快食物通过胃肠道;可溶性膳食纤维可吸收水分,增加粪便体积,降低粪便硬度,利于排便;膳食纤维被结肠细菌发酵后可产生短链脂肪酸和气体,能刺激结肠黏膜,有助于排便。主食可以粗细搭配,粗粮、杂粮和薯类富含膳食纤维;蔬菜、菇类、木耳、海带等菌藻类食物、水果中也含有大量膳食纤维。

2. 产气食物

产气食物在肠道内易产气,可增加肠道蠕动,利于粪便排出。可选用的食物有洋葱、萝卜、蒜苗、黄豆等。

3. 适量增加脂肪摄入

脂肪类食物能润滑肠道,且分解产生的脂肪酸可刺激胃肠蠕动。饮食中可增加花生、芝麻、核桃、葵花籽、花生油、芝麻油、豆油等的摄入。

4. 含 B 族维生素及叶酸的食物

粗粮、酵母、豆类和豆制品等含 B 族维生素的食物和菠菜、卷心菜等含大量叶酸的食物,可以促进消化液分泌,维持和促进肠道蠕动。

盆腔器官脱垂

很多生完孩子的女性或中老年女性在生活中可能会面临这样一些困扰：走路时小腹有明显下坠感，久站下坠感加重，卧床休息后减轻；尿频、尿急、憋不住尿；便秘、排便困难；性欲缺乏；性交不适或疼痛……

小心，这些症状可能与盆腔器官脱垂有关！

盆底器官脱垂(POP)又称盆腔脏器脱垂，是指由于盆底支持组织(主要为盆底肌及结缔组织)缺陷或松弛而引起的盆腔器官下降或移位，从而引发盆腔器官的位置及功能异常(图32)。常见的盆腔器官脱垂主要为阴道前壁膨出、阴道后壁膨出、子宫脱垂、阴道穹隆膨出和肠疝。这听上去好像有点复杂，让我们慢慢细说。

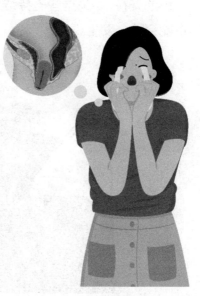

图32 盆腔器官脱垂

101

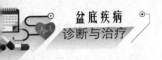

首先,从盆底解剖结构说起,盆底由肌肉、筋膜和韧带组成,而其中有子宫、阴道、肠道和膀胱,我们统称为盆腔脏器。盆底犹如一个果盆,器官一个个整齐的摆放在盆中,但是由于盆底肌肉松弛等原因,无法正常维持腔内器官的正常位置,导致其中的器官功能及位置发生异常,其中盆底器官脱垂是典型表现之一。

为什么会发生盆腔器官脱垂

1. 与阴道支持结构相关

阴道、子宫、直肠、膀胱和尿道等器官之间及周围均有结缔组织的支持,如果这些支持结构受损或不完整,盆腔器官的脱垂可能会随之发生。

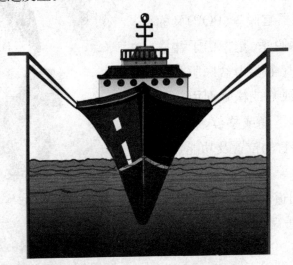

图 33　停泊在船坞里的船

2. 与盆腔韧带、盆底肌相关

我们把盆腔器官比作船,将盆底肌等比作水,将筋膜和韧带比作缆绳,水(盆底肌及周围的筋膜和韧带)为船(盆腔器官)提供支持作用,缆绳(盆腔韧带)稳定船(盆腔器官)的位置(图 33)。如果水位下降或缆绳力量减弱,器官可能就会掉下来。

盆腔器官脱垂有哪些症状

盆底器官脱垂根据出现异常的部位进行分类,常见的有阴道前壁膨出、膀胱脱垂、子宫脱垂、阴道后壁膨出等。根据脱垂的部位不同,患者常常伴随的症状也有所不同,甚至有的患者同时出现多种不同部位的脱垂,严重影响患者的身心健康及日常生活质量。

盆底器官脱垂,常常会伴随排便困难、尿频、尿急、尿不尽等状况。前面提到女性盆底的解剖结构,大家应该有些概念。现在我们从另一个方向开始说起,如果将尿道看作一条长长的河流,这时脱垂膨出犹如一块大石拦在了河中间,导致河流变得急促且流通不畅等情况,对应至病症,就是我们常说的尿频、尿急、尿不尽、排尿不畅、排便困难等情况。

那脱垂除了尿频、尿急等尿路不适情况以外,还有哪些其他症状呢? 盆底器官脱垂有个十分常见且典型的症状特征——腰酸背痛。是的,你没看错,腰酸背痛。盆底器官脱垂会使患者出现腰部酸痛、腹部不适等症状,尤其在劳累工作后会加剧症状,很多人会误认为这是肠胃不适等情况引起,故而忽视,这严重影

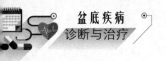

响有效治疗。当病情严重时,会感觉有物体从阴道中往下掉,甚至还会有掉出来的感觉,卧床休息后,情况会有好转,但一旦久站或体力劳动后,仍会复发。

盆底器官脱垂虽然不会对生命造成威胁,但其严重影响患者日常生活质量,因此需重视,一旦出现不适,请及时就医检查,以免耽误有效治疗。

哪些人容易患盆腔器官脱垂

(1) 已生育的女性:孕期激素水平改变(如雌激素、孕激素及松弛素)使得结缔组织的胶原含量减少,弹性下降,导致结缔组织松弛,对盆腔器官的支持力量减弱;再加上顺产时盆底肌及结缔组织被过度的拉伸变形,这些因素综合起来,最终导致了盆腔器官脱垂的发生。

(2) 多次分娩的女性:有研究表明,分娩次数<2次的女性盆腔器官脱垂发生率为13.3%,分娩次数2~4次、>4次的女性盆腔器官脱垂发生率分别为38.3%、48.3%,分娩次数越多,越容易发生盆腔器官脱垂。

(3) 长期腹压增加的女性:肥胖及干重体力活使得女性的盆底承受巨大的腹部压力,久而久之,盆腔器官可能也会位移,引起盆腔器官脱垂的发生。

(4) 绝经后女性:绝经后的女性,雌激素水平降低,盆底支持组织明显变薄、松弛,甚至萎缩,这些都会导致绝经后女性容易出现盆腔器官脱垂。

(5) 有盆腔手术史的女性：盆腔手术可能会改变原本盆腔器官的解剖位置及支持结构正常的生理功能，有可能导致盆腔器官脱垂的发生。

(6) 有遗传史的女性：有临床研究表明，亲属中有盆腔器官脱垂患者的女性，其患盆腔器官脱垂的风险也比一般人高。

没有不适症状就是正常的吗

盆底肌是人体的深层部肌肉，由于位置隐蔽，人们常常会忽视。盆底器官脱垂，是指由于盆底肌肉松弛等原因导致盆腔器官位置发生异常，出现膨出或脱垂。然而并不是有脱垂发生，就会伴随症状及不适感。

北京协和医院朱兰教授对 972 名在北京协和医院体检中心进行常规健康体检的女性进行脱垂程度和相关症状的研究，结果发现这 972 名均没有阴道内脱出肿物、腹部下坠感等自觉症状，但是 96.7%（940/972）的女性有阴道前壁轻度膨出，35.5%（345/972）的女性有阴道后壁膨出。22～34 岁、35～49 岁、≥50 岁女性阴道前壁膨出的检出率分别为 95.8%、97.0%和 96.9%。即使一个孩子都没生，阴道前壁膨出的检出率也高达 95.5%。

从这个研究结果可以看出，在普通人群中，尽管没有自觉症状，但是绝大多数人已经有阴道前壁膨出，还有近三分之一的人既有阴道前壁膨出也有阴道后壁膨出。

盆腔器官的脱垂,轻者可以通过电刺激疗法等保守治疗的方法进行治疗,而重者则需通过手术治疗。很多患者因为羞耻感,或是觉得没有什么大问题,选择忽视,这是非常不可取的。盆底问题是不可逆的,它无法通过自身的免疫细胞去解决问题。只能通过自己的努力及外界的帮助去训练治疗,若拒绝就医,拖延病情,错过有效的保守治疗时机,那就只能进行手术治疗。因此,没有不适症状不代表就是正常。需要定期进行盆底功能评估,以期在症状出现前尽早发现盆底的异常,适当进行干预,避免或减少不适症状的出现。

如何自查是否脱垂

35 岁的刘女士,有一天在洗澡时突然摸到下体有块脱出来的肿物,第二天到医院检查,被医生诊断为盆腔器官脱垂,而脱出来的那块肿物竟然是子宫(图 34)。

在一项针对 2 386 例产后 42～60 天产妇的筛查研究中发现,盆腔器官脱垂患病率为 75.2％,阴道前壁膨出占 72.4％,阴道后壁膨出占 39.3％,子宫脱垂占 20.1％。另有研究发现,50％顺产的女性在妇科检查时会发现有不同程度的盆腔器官脱垂,而产后 6 周到 1 年盆腔器官脱垂的发生率为 33％～79％不等。

盆腔器官脱垂往往可能会影响排尿、排便、性生活等生理功能的正常发挥,因此,及早预防,定期自查很重要!

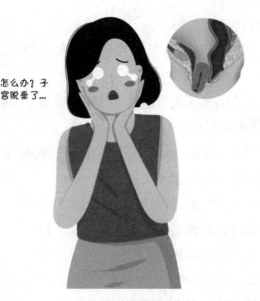

图 34　子宫脱垂

　　脱垂共分为3度，Ⅰ度、Ⅱ度和Ⅲ度，可以理解为轻、中、重。Ⅰ度子宫脱垂，宫颈外口距离处女膜缘小于4 cm，但是未达到处女膜，可以在阴道口见到宫颈；Ⅱ度子宫脱垂，子宫颈脱出阴道口，但是子宫宫体仍在阴道内；Ⅲ度子宫脱垂，是指宫颈与子宫体全部脱出阴道口外。由于轻度脱垂病情较轻，在一般情况下，患者常常会忽视，但其实子宫脱垂后，身体会发出一些重要信号，故而自查是否脱垂，十分重要。那么我们应该如何自查是否脱垂呢？

　　可以从两个方面进行，第一是自我感觉：

　　① 您是否在久站、久坐、行走或体力劳动后，常感觉腰酸背痛，而且腹部、阴道有下坠或感觉有什么东西吊着，需要卧床休

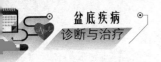

息才得以好转缓解?

② 在日常生活中,您是否常常有便秘、排便或排尿不畅的情况?

③ 您是否出现尿失禁症状,打喷嚏、咳嗽、大笑、尿急、提重物等情况下出现无意识的尿液流出?

④ 您是否有尿频、尿急、尿不尽、夜尿的情况,常常想去上厕所,但是每次排出的尿量却又很少?

⑤ 您是否有疼痛,例如尿痛、性交痛等情况?

⑥ 您是否能看到或感到阴道有肿物脱出?

⑦ 您是否会感到下腹坠胀?

⑧ 您是否曾经不得不手指托起阴道的膨出部分来协助排尿?

⑨ 您行走时是否感到阴道有摩擦感呢?

第二是自我体格检查:

自我的体格检查最好选取仰卧位或站立位进行,准备一面镜子来观察是否有膨出。

① 检查前需进行排尿,将我们的膀胱排空,充分放松盆底肌肉。

② 采用仰卧位或站立位,向下用力,产生腹压(如不知道如何用力,可想象排便的感觉)。

③ 通过镜子观察产生剧烈腹压时阴道壁的下降情况,来确认是否有膨出。如果阴道开口的前部或后部有肿胀或膨出,应加强重视。

④ 如未肉眼发现有膨出情况,可将1～2个手指稍稍插入阴道,放在阴道前壁(靠着膀胱),向下用力产生腹压,感觉手指下

是否有隆起。手指下阴道壁隆起的感觉表明存在阴道前壁膨出，若是后侧则是后壁膨出。

如果出现以上症状，建议尽早前往医院就诊检查，以免耽误宝贵的治疗时间。

但是没有不适症状也不代表就一定没有脱垂，没有自觉症状的脱垂需要医生的检查才能发现，因此定期到正规医疗机构进行盆底评估很重要。

生育会导致脱垂吗

是的！产后是导致脱垂的高危因素，尤其是顺产患者。盆腔器官脱垂是由于盆底支持结构的损伤、退化或薄弱而造成支持力下降引起的。子宫及阴道正常位置的维持需要盆底肌肉、结缔组织和神经的完整性，妊娠和分娩对盆底肌肉、结缔组织和神经造成压迫、牵拉和撕裂引起盆底损伤，造成盆腔器官脱垂（图35）。

1. 妊娠和分娩对盆底肌肉的损伤

随着孕周的增加，子宫的增大，腰部向前突出，重力轴向前移，腹腔和盆腔的压力指向盆底组织，盆底肌受到持续压迫和牵拉；并且随着胎儿的增大，子宫右旋，压迫盆腔右侧髂静脉，使血液回流受阻，导致盆底肌处于缺血缺氧状态；阴道分娩时，盆底肌被极度牵拉，特别是耻骨尾骨肌的中间部分，其伸展度可以达到3.26倍，盆底肌肉极度伸展，甚至发生断裂。这些因素均会导

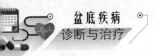

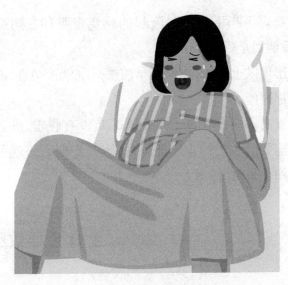

图35 阴道分娩

致盆底功能下降。目前,分娩后肛提肌发生单侧或双侧肌肉断裂或从侧盆壁撕裂的现象已经被影像学结果证实。

2.妊娠和分娩对结缔组织的损伤

妊娠早期,激素水平的变化,导致结缔组织松弛,随着子宫的增大,结缔组织受到压迫和拉伸,松弛进一步加重;分娩可能造成盆底肌筋膜的断裂,特别是尿道旁和阴道旁组织的破坏。生育会对女性的盆底造成相当程度的伤害,特别是难产患者。难产时会使用辅助工具协助生育,如产钳、侧切等,这些都会造成盆底肌肉、筋膜等组织的损伤,极度影响盆底的功能与健康。

3.妊娠和分娩对盆底神经的损伤

妊娠、临产和阴道分娩都会引起不同程度的阴部神经损伤。阴部神经是盆底肌的重要支配神经,阴部神经的损伤一方面会引起盆底肌收缩乏力,另一方面还会使盆底肌的神经营养减少,肌肉发生纤维化,进一步使盆底支持力降低。

产后的盆底检查是至关重要且不可或缺的,如果盆底检查不合格,那产后的盆底修复更是重中之重。

脱垂会导致尿路疾病吗

脱垂常常会伴随尿频、尿急、尿不尽、排便不畅、排便困难等一系列尿路症状,这是脱垂对排尿过程的影响。从女性盆腔解剖结构出发,常常听到前壁膨出、后壁膨出,那前壁后壁到底指的是什么? 根据整体理论,女性盆底在垂直方向上可分为前、中、后三个腔室,前盆腔包括阴道前壁、膀胱和尿道,中盆腔包括阴道顶端和子宫,后盆腔包括阴道后壁和直肠。前盆腔缺陷表现为阴道前壁膨出、尿道膨出和膀胱膨出,中盆腔缺陷表现为子宫脱垂和阴道穹隆脱垂,后盆腔缺陷表现为阴道后壁膨出、直肠膨出和肠疝。

通过对盆腔脏器脱垂患者主观下尿路症状的临床研究发现,绝大多数患者存在储尿期、排尿期和排尿后等下尿路症状,如尿失禁、尿频、尿急、排尿困难等。随着盆腔器官脱垂程度加重,特别是阴道前壁脱垂为主的患者,排尿期症状更加明显,多表现出与女性膀胱出口梗阻相同的症状,考虑可能与盆腔器官脱垂导致膀胱尿道折叠,增加尿道压力,引起膀胱出口梗阻有关。一项针对 286 例盆腔器官脱垂患者的研究结果表明,45.10%

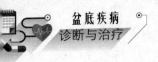

的盆腔器官脱垂患者有排尿困难。重度盆腔器官脱垂患者的排尿困难症状与膀胱膨出程度加重时，造成膀胱尿道后角减小，引起流出道梗阻。严重的脱垂还可能引起尿道折返，使原有的压力性尿失禁症状消失，这就是隐匿性尿失禁。所以为了避免盆腔器官脱垂手术后新发尿失禁，术前需进行详细的尿动力学评估。

那么，为什么脱垂会导致尿频、尿急、排便障碍这一系列问题呢？

膀胱过度活动或不稳定膀胱可能是松弛的阴道前壁降低了对膀胱的支撑作用，使膀胱牵张感受器提前激活所致。也可能是由于盆腔器官脱垂患者存在膀胱出口梗阻，患者长期克服排尿阻力，逼尿肌压力增高，膀胱壁增厚，甚至膀胱内形成小梁及憩室，膀胱最大容量减小，膀胱敏感性可能增加，尿频、尿急等储尿期症状也随即出现。

夜尿次数多可能是由于宫骶韧带松弛或薄弱造成的。白天直立情况下，盆底肌能对膀胱起到主要的支撑作用，但是夜晚睡着后，膀胱的支撑主要由宫骶韧带完成，如宫骶韧带松弛或薄弱，则可能在膀胱还未充盈的情况下提前激活牵张感受器，而醒来排尿，所以夜间排尿次数多。

脱垂一定要手术吗

患了盆腔器官脱垂，一定要做手术吗？不一定。

来看一下《盆腔器官脱垂的中国诊治指南(2020 年版)》对于盆腔器官脱垂的治疗有哪些建议。

盆腔器官脱垂的治疗可以分为随访观察、非手术治疗和手术治疗(图 36)。至于选择哪种方式,需要综合考虑患者的意愿、年龄、脱垂部位及程度、合并症、是否有生育要求、脱垂对生活质量的影响、既往是否有过腹部及盆腔手术、治疗方案的获益和风险等。

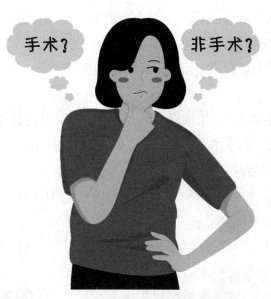

图 36 盆腔器官脱垂治疗,该如何选择

(1) 随访观察:就是什么都不做,定期看看脱垂的变化。有一部分患者在随访中加重了,也可能有缓解,结果不确定。

(2) 生活方式干预:减重、戒烟、减少增加腹压的活动、治疗便秘和咳嗽等。这种方法主要是为了减少进一步加重 POP 的

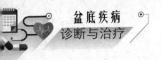

因素。

(3) 子宫托:采用子宫托为盆腔提供支持力,也就是找个外援。这种方法很经济,效果也不错,但是要选对合适的子宫托,日常还需要对子宫托进行护理,长期使用可能导致阴道分泌物增多、阴道出血和轻度溃疡。因此这个方法有利有弊。

(4) 盆底肌训练:加强薄弱盆底肌的力量和协调性,增强盆底支持力,改善盆底功能。这个方法简单,方便易行,在医院和家里都可以进行,没有副作用。在医生的指导下进行训练,可以达到改善症状、减轻脱垂程度、延缓疾病进展的效果。必要的时候,可以辅助电刺激、生物反馈和磁刺激等方法,以增强盆底肌训练的效果。

(5) 手术治疗:如果以上方法都用过了,但还是深受脱垂困扰,就可以选择手术治疗;如果觉得上面这些方法太麻烦,也可以选择手术治疗。但是一定要清楚,手术治疗在一定程度上能快速纠正解剖缺陷,恢复相对正常的解剖结构,但是脱垂的症状与解剖结构之间并无一一对应的关系,因此不能确保手术后一定能恢复功能和改善症状。手术还有可能带来出血、感染、新发其他症状的风险,手术后也存在复发的可能。

总而言之,非手术治疗对于大部分盆腔器官脱垂患者来说是一种比较容易接受的治疗方式,疗效确切,这一点在很多临床研究及实践中均得到了证实。

脱垂是不会自我康复的,共分为Ⅰ度、Ⅱ度和Ⅲ度3种程度。在临床上,我们一般建议Ⅰ度、Ⅱ度患者首选保守治疗。保守治疗就是我们平时说的提肛运动(Kegel 运动)、运动疗法、生物反馈疗法、电刺激、磁刺激等。

盆腔器官脱垂需及时治疗，以免错过保守治疗的最佳时机。

预防脱垂应避免哪些不良习惯

在平时生活中，我们首要注意的就是如何预防脱垂的程度再度加深，那么哪些是我们容易忽视，需要去特别注意的呢？

1. 久坐久站

久坐久站是非常常见的现象，但是万万不可。长期的久坐久站会导致肌肉失养，变松弛。建议大家不要久坐久站，每隔 1 小时就需休息 5 分钟，不可长时间坐或站，且在坐或站时，多挺直腰部，这可锻炼腰腹部的核心力量，对盆底肌肉起到有效的帮助。

2. 进行增加盆底负荷的运动或活动时没有保护盆底

跑步、跳绳、仰卧起坐、蹲马步、提举重物等运动或活动(图 37)，会造成腹压明

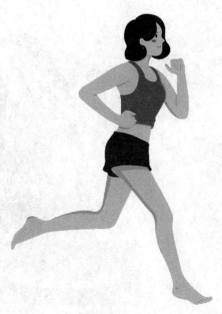

图 37　跑步

显增加而增加盆底的负荷,如果不进行盆底肌训练保护盆底,长此以往,必将造成盆底的损伤。因此,如果确实要进行这些运动或动作,应学会在动作开始前收缩盆底肌,这样可以有效减少盆腔器官脱垂的发生。

3. 饮食不均衡,挑食偏食

日常生活中,应注意均衡饮食,如果食用过多精细食物,而没有足够的膳食纤维(图 38)、维生素等,可能容易导致便秘,便秘的患者排便时往往会很费力,这会对盆底产生巨大的压力,时间久了,盆底肌可能会松弛,导致盆腔器官脱垂。如果患有便秘,应在临床医生的指导下,使用缓泻剂或灌肠剂避免用力排便。

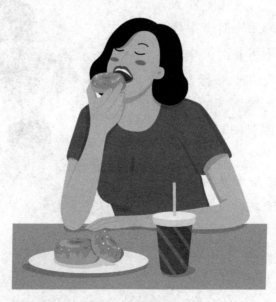

图 38　不良饮食习惯

另外,生活中还应注意尽量减少或避免刺激性饮料、咖啡等的摄入。

4. 不控制体重

肥胖引起的腹内压增加会导致盆底肌长期处于较高的受压状态(图 39),容易诱发盆底功能下降,因此,肥胖的女性应注意控制体重。不暴饮暴食,尽量将体重控制在正常范围内。

5. 吸烟

吸烟容易引起咳嗽,进而引起腹压增加而损伤盆底,因此应戒烟。

脱垂患者在平日生活中,可选择强度相对较小,节奏较慢的活动,如盆底操、瑜伽等。除此之外,最重要的是盆底主动训练,坚持每天训练来加强盆底肌,恢复其功能。

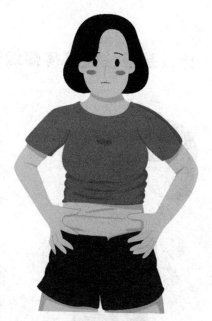

图 39　肥胖

慢性盆腔疼痛综合征

什么是慢性盆腔疼痛综合征

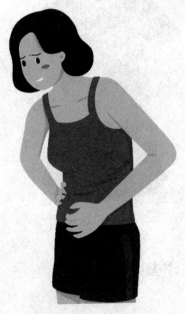

图 40　慢性盆腔疼痛

慢性盆腔疼痛是在与男性或女性骨盆有关的结构中感知到的慢性或持续性疼痛。其往往与消极的认知、行为、性和情感以及提示下尿路、性、肠道、盆底或妇科功能障碍的症状相关。反复发作持续 6 个月以上或非周期性疼痛反复发作持续 3 个月以上，也可以诊断为慢性盆腔疼痛(图 40)。

慢性盆腔疼痛如没有明显盆腔局部器官、组织感染或其他病理改变，称为慢性盆腔疼痛综合征。这说明慢性盆腔疼痛是一个排他性诊断，即要把所有能导致慢性盆腔疼痛的器质性因素排除后，才能给出这个诊断。

很长一段时间内，基于终末器官的命名法很常见，如膀胱疼痛综合征、外阴疼痛综合征、前庭疼痛综合征、前列腺疼痛综合征、尾骨疼痛综合征、盆底肌疼痛综合征等。终末器官命名法容易产生误导,让人认为问题就出在这个器官上,治疗的时候采取的治疗方法总是针对这个器官的,因此,很多时候得不到良好的治疗效果。

疼痛的发生既有中枢敏化的机制也有外周的机制,尤其近年来对肌筋膜领域的深入研究,发现盆底肌功能紊乱引起的肌筋膜紧张与90%的慢性盆腔疼痛综合征相关。各种原因如炎症、化学刺激等导致盆底肌不能放松,不能放松的盆底肌产生紧张,筋膜基质传递肌肉产生的紧张,使肌筋膜受限和缺血,而引发炎症和痛觉过敏,最终在特定的终末器官产生症状和疼痛,因此患有慢性盆腔疼痛综合征,不仅仅会有疼痛的症状,还有可能会出现尿频、尿急、便秘等症状。

腰酸背痛和盆腔疼痛有关吗

30多岁的小莉(化名),是公司的财务主管。到了年底,工作特别忙,每天都要加班到晚上10点多才能回家,一天下来腰酸背痛,小肚子也坠得慌。一开始,小莉觉得是因为最近太累腰肌劳损引起的,没太重视,想着忙完这阵子,休息休息就好了。可是这种现象已经持续两个多月了,之前躺一会就会缓解好多,现在腰痛得都直不起来了(图41),休息一天也没用。小莉实在扛不住了,挂了康复科的号,康复科李主任建议她先去盆底中心看看。

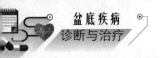

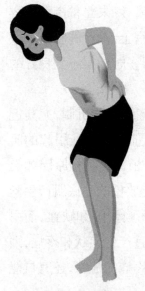

图 41 腰痛

腰痛为什么要先去盆底中心看呢? 原来引起女性腰痛一个很重要的原因就是盆腔炎引起的盆腔疼痛。盆腔里有子宫、卵巢、输卵管、阴道等生殖器官,当这些生殖器官及其周围的结缔组织、盆腔腹膜发生炎症时,也会刺激腰背部筋膜而产生腰痛。慢性盆腔炎是女性腰痛的最常见原因。

腰背部筋膜和盆腔筋膜是一个连续的整体,由于盆底肌紧张造成的慢性盆腔疼痛综合征患者,不仅存在盆底肌筋膜的紧张,多数还伴有腰背部筋膜的紧张,因此在这些患者身上发生腰背痛也很常见。

所以,腰酸背痛可能和盆腔疼痛有关。但并不是所有的腰酸背痛都是由盆腔疼痛引起的。

盆腔器官脱垂(图 42)、腹直肌分离或腹部力量薄弱、盆底肌肉松弛、节育环异常、骨盆失衡(如骶髂关节紊乱)、腰肌劳损、腰椎间盘突出等,这都可能会导致腰酸背痛的发生。腹直肌分离或

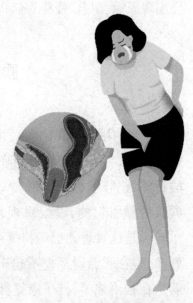

图 42 盆腔器官脱垂

腹部力量薄弱,为了维持脊柱的稳定性和日常生理活动,腰背部的肌肉会弥补腹部肌肉的损伤,长此以往,腰背部肌肉出现过度疲劳,导致腰酸背痛的发生。

前列腺炎患者要注意哪些问题

慢性前列腺炎具有病因复杂、病程较长、经久难愈、容易复发等特点,严重影响人们的健康和生活。治疗慢性前列腺炎并不是单纯服用药物,而应是综合的,包括药物治疗、心理疏导及起居调节等。前列腺炎患者在日常生活中应注意以下几个方面。

1. 保持良好的生活习惯,增加机体的免疫力

男性由于过度劳累、精神压力过大等因素导致机体的免疫功能降低,可以形成有利于前列腺内寄居菌群大量生长繁殖与扩散的条件,从而引起前列腺炎症的症状。生活规律,起居有常,坚持适当的体育锻炼,例如饭后散步、打太极拳等,能改善血液循环,有利于局部炎症的吸收,增强机体的内在抵抗力和免疫功能,对于预防前列腺炎的发生具有重要的意义。此外,平时要保持大便通畅,多饮水、多排尿,通过尿液冲洗尿道,帮助前列腺分泌物排出,也有利于预防前列腺炎的反复发生。注意饮食,补充锌、镁等金属元素,可以增加前列腺抗感染、抗菌的保护作用,多吃含锌量高的食物,例如花生仁、南瓜子、芝麻等。

2. 避免酗酒和食用大量辛辣食物

酒类、辣椒等辛辣食品对前列腺和尿道具有刺激作用,食用后

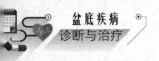

可出现短暂的或伴随排尿过程的尿道不适或灼热症状,并且能够引起前列腺的血管扩张、水肿或导致前列腺的抵抗力降低。食用这些食品后常可引起前列腺不适的临床症状,或有利于前列腺寄居菌群大量生长繁殖而诱发前列腺炎的症状加重。因此,避免酗酒和食用大量辛辣食物是预防前列腺炎发生的重要手段。

3. 不要长时间久坐或骑车

坐位可使血液循环变慢,尤其是会阴部的血液循环,长时间久坐不动等都会造成对前列腺的直接压迫而导致前列腺充血,使局部的代谢产物堆积、前列腺腺管阻塞、前列腺液的排泄更加困难,导致慢性前列腺炎的发生。骑自行车,尤其是长途骑车更是如此,可以出现会阴部麻木不适、疼痛、排尿时尿道疼痛、排尿困难、腰部酸痛等症状,这也是我国慢性前列腺炎发生的主要诱因之一。一般持续骑车时间应控制在 1 小时以内,若路途遥远,应在骑车途中适当下车活动或休息后再走。

4. 节制性生活,不要过于频繁

性生活是夫妻生活的重要组成部分,和谐美满的性生活是男女生理的需要,也是维持身心健康和密切夫妻感情的重要手段之一。把握有节制有规律的性生活或掌握适度的手淫频度,定期排放前列腺液,可以缓解前列腺的胀满感,促进前列腺液的不断更新,有助于前列腺功能的正常发挥和前列腺功能异常患者的康复。性生活或手淫频繁会造成前列腺频繁充血,会诱发前列腺组织的损伤。因此我们要告诫那些性欲比较旺盛的男性注意节制性生活,避免前列腺反复充血,给予前列腺充分恢复和修整的时间。

生活中有哪些不良习惯会引发盆腔疼痛 🩺

1. 久坐不动

很多人由于工作性质的原因,一天中长时间久坐。久坐会使血液循环减慢,盆腔静脉回流受阻,长时间就使盆腔瘀血而引起盆腔痛。建议经常坐办公室的女性,平时多走动走动,让血液循环通畅,减少盆腔瘀血。

2. 经常焦虑、紧张

由于竞争的加剧,现代人生活和工作压力越来越大,容易产

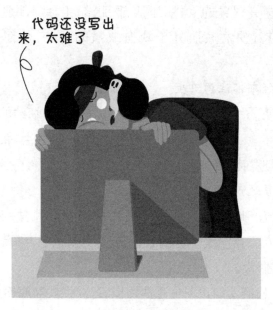

图43 工作压力大

生焦虑、紧张的心理,这种心理的紧张也使得盆底肌得不到放松,久而久之,慢性盆腔疼痛便发生了。不管是生活还是工作中,都应该学会如何调整自己,让压力得到释放,及时排解心中的不快。

3. 爱穿紧身裤

很多女性喜欢穿紧身裤,穿上之后,身体的线条确实很美,也会让自己看上去更加有魅力,但是紧身衣会导致局部压力增大,局部区域血液循环受阻,特别是盆底,导致盆底缺血缺氧和出现盆腔痛;另外,紧身裤还会使阴部的分泌物聚集,易出现外阴感染,而诱发盆腔炎。

4. 长期穿高跟鞋

长期穿高跟鞋的女性,下腹部、腿部和会阴部肌肉总是处于紧张状态,使盆底肌处于缺血缺氧的状态,从而引起盆腔疼痛。

5. 月经期不注意卫生

月经期,子宫内膜剥脱后致使血窦扩张,为细菌的滋生创造了良好的环境,如果不注意经期卫生,如经期性生活、使用不洁卫生经、经期游泳等,都有可能引发盆腔炎。

6. 反复流产

反复流产也是导致很多年轻女性患上慢性盆腔疼痛的原因。因为流产会导致子宫内膜的屏障功能减退,细菌逆行性感染,发生盆腔炎。

因此,我们要纠正不良生活习惯,远离慢性盆腔疼痛。

生活中有哪些需要注意的小贴士

关于慢性盆腔疼痛,以下这些小贴士请收下,一定会在解决慢性盆腔疼痛的道路上助你一臂之力。

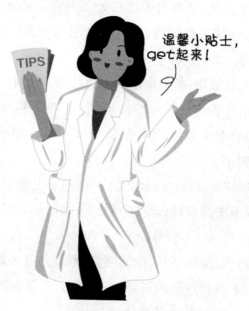

图44 温馨小贴士

1. 小贴士一:疼痛缓解后,仍需要继续治疗

很多慢性盆腔疼痛患者治疗几次后,再也不做治疗了,但事实证明,如果盆底肌肉功能没有完全恢复正常,即使疼痛暂时得到缓解,一段时间后可能会再次复发。因此,即使疼痛症状消

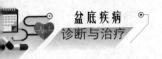

失,仍建议在医生的指导下继续进行治疗。

对于由盆底肌肉过度活动导致的慢性盆腔疼痛,盆底功能已经出现下降,疼痛的解决只是表象,仍然需要继续进行盆底康复。待盆底检查后如果各项指标恢复正常和(或)盆底再无触痛点时,再停止治疗。

2. 小贴士二:坚持家庭训练

盆底康复期间,慢性盆腔疼痛患者需要在家坚持家庭训练,如腹式呼吸、网球按摩训练、婴儿式和深蹲等放松紧张的肌肉,从而减轻疼痛。

(1) 婴儿式放松:跪坐在垫子上,腰背部保持直立,双手置于身体两侧,再上半身一节一节往前倾,上半身尽可能地紧贴垫子。保持 30 秒至 1 分钟,每天坚持 3~5 分钟。也可根据自身情况增加训练时间。

(2) 网球按摩拉伸:将网球放于一张垫子上,然后将网球放在会阴部位,双手支撑身体,球在会阴部来回活动。每次持续 3~5 分钟。

(3) 深蹲法:双膝展开,比肩略宽,双臂放在双腿内固定,然后慢慢往下蹲,保持这样的姿势 30 秒,每天重复 5 次。

3. 小贴士三:保持心情愉悦

焦虑、紧张、抑郁会导致肌肉紧张,如果长期受到高压的困扰,局部肌肉可能会缺血。引起局部组织致痛物质的释放,引起疼痛。慢性盆腔疼痛治疗期间应保持心情愉悦,与临床医生、治疗师或家人保持积极的沟通,可以帮助盆底肌进行盆底康复的同时得到更有效的放松。

4. 小贴士四：必要时，增加姿势训练

慢性盆腔痛患者如有脊柱侧弯、骶髂关节不对等，还应在临床医生或治疗师的指导下增加姿势训练，纠正脊柱侧弯、骨盆倾斜等异常，从而改善腰椎、骨盆和脊柱功能。

前列腺增生

什么是前列腺增生

良性前列腺增生(benign prostatic hyperplasia, BPH)是以排尿困难为主要特征的老年男性常见病,一般在 50 岁以后出现临床症状。是一种常见的良性疾病。组织学表现为细胞增大而不是肥大,所以命名为前列腺增生,青春期前切除睾丸不发生前列腺增生症,人类前列腺在 35 岁开始有增生,多在 50 岁以上出现临床症状。前列腺增生能引起尿路梗阻,最终可导致患者肾功能的损害。

前列腺增生会带来什么影响

前列腺增生会引起排尿困难、尿频,尤其夜尿增多,甚至尿潴留等其他症状。

尿频是前列腺增生患者最初出现的症状。早期仅表现为夜尿次数明显增多,随梗阻加重,白天也可出现尿频。

进行性排尿困难是前列腺增生患者的典型症状。表现为排尿迟缓、断续、尿后滴沥,尿路梗阻严重时排尿费力、尿线细而无力,终呈滴沥状。

梗阻严重者膀胱残余尿增多,长期可导致膀胱收缩无力,发生尿潴留,并出现充溢性尿失禁。前列腺增生的任何阶段可因受凉、劳累、饮酒等使前列腺突然充血、水肿,发生急性尿潴留。

尿路梗阻的症状逐渐加重并最终发展为尿潴留。由于膀胱内有大量的剩余尿,这就成为尿路感染的诱因。梗阻的程度越严重,尿路感染的机会也就越多。前列腺增生症的晚期,膀胱壁上有大量的小梁小室。大小不一的小室(乃至憩室)就成为细菌的藏污纳垢之地,使尿路感染难以治愈。长期、反复的感染还会加重膀胱逼尿肌的损害,使病情更趋复杂化。

近年来,随着人口的老龄化,前列腺增生症的发病率明显增高,由此引起的尿路感染也随之增多。与其他尿路梗阻引起的尿路感染一样,只要及时发现、及时治疗,就可以延缓前列腺增生发展的病程,尿路感染的问题也就不那么突出了。关键在于老年男性出现尿路感染时应该想到有前列腺增生的因素,并做相应的检查。

合并感染时可出现膀胱刺激征,合并膀胱结石时表现为尿流中断,若长期排尿困难易导致肾积水、肾衰竭,长期腹压排尿还可合并痔或脱肛。

前列腺增生一定需要手术吗

前列腺增生是老年男性的常见病,主要的表现就是排尿不

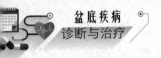

通畅、夜尿增多。但到医院去就诊,有的患者只要吃药,有的患者却需要做手术,前列腺增生一定需要手术吗? 答案是否定的。当患者出现前列腺增生症状来医院就诊时,医生会详细询问排尿症状,通过前列腺症状评分表(IPSS)了解疾病的严重程度,还会通过一些检查,了解前列腺大小、对膀胱的损伤程度,有没有出现并发症,并制订出相应的治疗方案。一般针对初次就诊、症状不严重的患者,我们会按照具体病情,给患者开 α-受体阻滞剂(特拉唑嗪)以缓解排尿不畅、5α-还原酶抑制剂(非那雄胺)以控制前列腺体积,大多数患者用药后可以取得很好的疗效,但需要长期服用。

那什么时候前列腺增生的患者需要接受手术治疗呢?

首先,如果患者按照医生开的药正规服用,但是症状没有好转,反而越来越重,小便次数越来越多、排尿时间越来越长、尿线越来越细、射程越来越短、晚上起夜次数太多等,影响到睡眠和生活质量时,就该考虑手术治疗。

其次,如果前列腺增生进一步发展出现以下并发症的时候,就需要手术治疗。

(1) 反复尿潴留:排尿费力困难,出现尿不出来,需要插导尿管,当反复多次出现,就需要手术了。

(2) 引起肾积水,甚至影响肾功能:如果再不手术,可能出现肾积水逐渐加重,肾功能越来越差,甚至出现尿毒症。

(3) 反复血尿:做检查排除泌尿系统的肿瘤和结石,考虑为前列腺增生引起的血尿,经过药物正规治疗后效果不明显,也需要手术治疗。

（4）反复的尿路感染：排除了其他原因后，考虑由于前列腺增生导致残余尿量增多，也要考虑手术。

（5）并发膀胱结石：前列腺增生会使小便无法排干净，久而久之就容易形成膀胱结石，如果这时只处理膀胱结石，那很快就会复发，因此需要一并切除增生的前列腺。

（6）引起腹股沟疝（俗称小肠气）、脱肛等：主要是因为排尿不通畅，需要长期增加腹部压力引起，为避免复发，也需要手术处理前列腺增生。

目前，前列腺增生的手术以经尿道的微创手术为主（经尿道等离子前列腺电切术、经尿道激光剜除术、经尿道前列腺球囊扩裂术等），没有开放手术的切口，术中出血一般不多，术后恢复也比较快，因此大家不要过分担心手术的风险，但是否需要手术，还需要请专业的泌尿科医生进行判断。

前列腺增生该如何治疗

对于早期的无临床症状、无残余尿者可以等待观察。轻度的前列腺增生可以药物治疗。对症状较轻的病例有良好疗效。目前应用的各种药物通过药物作用达到抗雄激素、抗雌激素，缩小前列腺，缓解梗阻的目的。

对于症状严重的，合并有尿潴留或者其他合并症的患者可以采用手术治疗。手术治疗方式有经尿道前列腺电切术（transurethral resection of prostate，TURP）、经尿道前列腺激光切除术

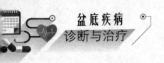

或者剜除术等,耻骨上经膀胱前列腺切除术、耻骨后前列腺切除术。对于一些特殊的患者,可以采用其他治疗手段,比如用于尿道梗阻较重而又不适宜手术者。激光治疗、经尿道气囊高压扩张术、经尿道高温治疗、体外高强度聚焦超声,适用于前列腺增生体积较小者。前列腺尿道支架网适用于危重患者、不能耐受手术者。

前列腺增生有哪些注意事项

前列腺增生采用药物或其他非手术疗法者,应避免因受凉、劳累、饮酒、便秘而引起急性尿潴留。食易消化含粗纤维食物,保持大便通畅,避免用力排便。患者定时排尿,不要憋尿;如发生尿线变细,排尿困难等症状加重,必须复查及时给予处理。应避免干重活、提重物,长途步行并禁烟酒,避免进食辛辣刺激食物。

前列腺炎

慢性前列腺炎的症状比较复杂,临床表现各不相同。其主要症状如下。

(1) 排尿不适或灼热感,尿频、尿急、尿痛,晨起或排尿终末时尿道口有白色分泌物,会阴部、肛周、耻骨上、腹股沟、下腹部、腰骶部、阴囊、睾丸及尿道内有不适感或隐痛。

(2) 全身症状有疲倦乏力、腰酸背痛,可有焦虑、多梦等神经官能症的症状。

(3) 有些患者出现射精后疼痛、血精、勃起功能障碍、早泄、性欲减退等性功能障碍。

什么是前列腺痛

前列腺痛其实并不是真正意义上的前列腺炎,它是一组可能与前列腺有关的症状群。其临床表现与前列腺炎非常相似,有时很难与其相鉴别,因此也归入慢性前列腺炎综合征。前列腺痛主要发生于 20～40 岁的男性。主要症状是与排尿无关的会

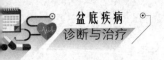
阴、阴茎、耻骨上、阴囊或尿道等部位不明原因的疼痛,有些患者有间歇性尿急、尿频、夜尿增多及排尿困难。但和其他前列腺炎不同的是前列腺痛患者没有尿路感染的病史,前列腺触诊也无异常发现,前列腺液常规检查也正常,无大量炎症细胞,前列腺液细菌培养阴性。

前列腺痛的病因很多。以往多认为是由于逼尿肌-括约肌功能失调或盆底肌肉紧张性疼痛,并认为是缘于局部炎症疼痛及会阴部肌肉疲劳而致的盆底肌肉习惯性收缩及痉挛。但近年来,通过对该类疾病进行尿动力学检查发现,最大尿流率和平均尿流率均降低,最大尿道闭合压增高,膜部尿道狭窄。因此认为,尿道外括约肌的自主性收缩是前列腺痛发生梗阻的原因,这种自主收缩源于盆腔交感神经功能失调,可导致尿道外括约肌痉挛、尿道狭窄。上述原因所致的尿流受阻均可使尿液返流入前列腺内,形成炎症、结石等病变,进而产生一系列症状。

治疗前列腺炎就是消炎吗

答案是否定的!作为前列腺炎,控制炎症是一种有效的治疗手段,抗生素的使用,在存在病原菌感染的前列腺炎患者中起到很好的治疗效果,特别是针对Ⅰ型、Ⅱ型及ⅢA型前列腺炎者,均应选择抗菌药物治疗。特别是Ⅰ型前列腺炎症状较重、体温较高者、血中白细胞增多者,应广谱、足量、静脉使用抗生素,治疗疗程待体温正常、症状消失后延续一段时间,一般2～3周,以防止炎症转为慢性或反复发作。Ⅱ型及ⅢA型前列腺炎者，多建议口服具有较强前列腺穿透能力的抗菌用药，例如红霉素、复方新诺明、多西环素等，一般疗程4周，慢性者1~3月。

针对ⅢB型前列腺炎者，是否使用抗菌药物治疗，临床上仍有争论。有证据表明过去曾使用喹诺酮类药物的患者，前列腺液或前列腺按摩后尿培养有假阴性结果的可能。衣原体和支原体可引起前列腺炎，而普通培养不会有阳性结果。而且有前列腺症状的患者，使用一疗程抗生素治疗，大约40%患者能取得疗效，因此，无菌性前列腺炎患者也适宜使用对细菌和支原体有效的药物，如怀疑支原体和衣原体感染者，可选用多西环素、阿奇霉素等；如系滴虫感染者，可选用甲硝唑；如系真菌感染者，可选用氟康唑等抗真菌药。需要注意的是，对由性交引起的感染，应夫妻同治，防止反复感染。但如果抗生素治疗无效，确认为无菌性前列腺炎者，则停用抗生素治疗，选择其他治疗手段。

但使用抗生素并不意味着滥用，抗菌药物的不规范使用或滥用非但不能控制前列腺炎，有可能会导致新的前列腺感染。这可能是由于抗菌药物的不规范使用或滥用而大量杀灭了体内的正常菌群，造成了泌尿生殖系统菌群构成的复杂化，使一些条件致病菌或耐药菌株增加，并促使外袭菌定居、生长及繁殖，严重者可引起二重感染、耐药性转移以及多重耐药性菌株形成，造成慢性前列腺炎病原学诊断和治疗困难的重要原因。

我们还应该知道。前列腺炎的治疗，除了抗生素的使用外，还包括辅助采用非甾体抗炎药以缓解患者的盆腔疼痛症状；通过前列腺按摩、微波、射频、超短波、中波和热水坐浴等治疗，以

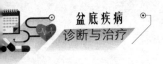

松弛前列腺、后尿道平滑肌及盆底肌肉,加强抗菌疗效和缓解疼痛症状;通过 α-受体拮抗剂以改善前列腺痛及排尿症状。因此,前列腺炎不只是单纯的消炎,需要泌尿外科医生通过检查明确诊断,针对不同的病情、不同的前列腺炎亚型,制订切实有效的治疗方案。

前列腺炎该如何治疗

前列腺炎分为 4 型。

(1) I 型:急性细菌性前列腺炎,特点为起病急,可表现为突发的发热性疾病,伴有持续和明显的下尿路感染症状,尿液中白细胞数量升高,血液或(和)尿液中的细菌培养阳性。

(2) II 型:慢性细菌性前列腺炎,占慢性前列腺炎的 5%～8%。有反复发作的下尿路感染症状,持续时间超过 3 个月,前列腺液中白细胞数量升高,细菌培养结果阳性。

(3) III 型:慢性前列腺炎/慢性盆腔疼痛综合征(CPPS),是前列腺炎中最常见的类型,约占慢性前列腺炎的 90% 以上。主要表现为长期、反复的盆腔区域疼痛或不适,持续时间超过 3 个月,可伴有不同程度的排尿症状和性功能障碍,严重影响患者的生活质量,前列腺液细菌培养结果阴性。根据前列腺液常规结果,该型又可再分为 III A(炎症性 CPPS)和 III B(非炎症性 CPPS)2 种亚型:III A 型患者的前列腺液中白细胞数量升高,III B 型患者前列腺液中白细胞数量在正常范围。III A 和 III B 这 2 个亚型各占 50%左右。

（4）Ⅳ型：无症状性前列腺炎，无主观症状，仅在有关前列腺方面的检查（前列腺液、前列腺组织活检及前列腺切除标本的病理检查等）时发现炎症证据。

对于前列腺炎的治疗，首先要进行临床评估，确定疾病类型，针对病因选择治疗方法，心理治疗及调节性生活要贯穿治疗的全过程。对疾病的错误理解、不必要的焦虑及过度节欲会使症状加重。前列腺炎既可以认为是一种症状轻微或全无症状的疾病，可能是一种可以自行缓解的自限性疾病，也可能认为是一种症状复杂，导致尿路感染、性功能障碍、不育、大大降低生活质量的疾病，对患者的治疗既要避免向患者过分渲染本病的危害性，也要避免对本病治疗采取简单、消极、盲目偏重抗生素治疗的态度，应该从病因入手，进行综合治疗。

1. 抗菌治疗

针对Ⅰ型、Ⅱ型及ⅢA型前列腺炎者，均应选择抗菌药物治疗。特别是Ⅰ型前列腺炎症状较重、体温较高者，血常规中白细胞增多者，可静脉应用抗生素，症状较轻者也可以口服用药，抗菌药物的使用应体温正常、症状消失后延续一段时间，一般 2～3周，以防止炎症转为慢性或反复发作。Ⅱ型及ⅢA型前列腺炎者，建议选择具有较强前列腺穿透能力的抗菌用药，例如红霉素、复方新诺明、多西环素等，一般疗程 4 周，慢性者 1～3 月。

2. 消炎、止痛药

非甾体抗炎药可改善症状，一般使用消炎痛（吲哚美辛）内服或栓剂，中药使用消炎、清热、解毒药物亦收到一定效果。别

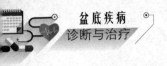
嘌醇能降低全身及前列腺液中的尿酸浓度,理论上它作为自由基清除剂,还可清除活性氧成分,减轻炎症,缓解疼痛。不失为可选用的辅助治疗方法。

3. 物理治疗

前列腺按摩可排空前列腺管内浓缩的分泌物以及引流腺体梗阻区域的感染灶,因此对顽固病例可在使用抗生素的同时每3~7天做一次前列腺按摩。多种物理因子被用作前列腺理疗,如微波、射频、超短波、中波和热水坐浴等,对松弛前列腺、后尿道平滑肌及盆底肌肉,加强抗菌疗效和缓解疼痛症状有一定益处。

4. α-受体阻滞剂

前列腺痛、细菌性或非细菌性前列腺炎患者的前列腺、膀胱颈及尿道平滑肌张力都增加,排尿时后尿道内压增高致尿液反流入前列腺管,是引起前列腺痛、前列腺结石及细菌性前列腺炎的重要原因,应用 α-受体阻滞剂有效地改善前列腺痛及排尿症状,对防止感染复发有重要意义。

5. 手术治疗

有明显后尿道刺激或终末血尿患者,尿道镜检查发现膀胱颈、后尿道假息肉、肉芽、黏膜充血及绒毛样病变,进行表浅的电灼后症状可改善。兼有膀胱颈痉挛缩、尿道狭窄患者在解除梗阻病变后,前列腺炎症状可缓解。兼有前列腺增生的老年患者,尤其是有前列腺结石的患者或反复尿路感染的患者,施行前列腺电切手术常能同时取出全部或大部分结石,解除梗阻,减少前列腺炎的发作。对慢性前列腺炎患者的手术方式必须慎之又慎,需要充分告知手术可能对患者的性功能及生育能力的影响,必须明确手术治疗的适应证,并对手术治疗的效果有充分的把握。

怎样治疗非细菌性前列腺炎

对于非细菌性前列腺炎,应根据不同的致病病原体来选择药物。如怀疑支原体和衣原体感染,可选用多西环素、阿奇霉素等治疗;如系滴虫感染可选用甲硝唑;如系真菌感染可选用氟康唑等抗真菌药物。需要注意的是,对由性交引起的感染,应男女同治,防止反复感染。

由于非细菌性前列腺炎中并不能完全排除病原微生物感染,治疗时也应给予抗菌药物治疗。对衣原体等感染的患者,应使用对此类病原体有效的抗生素,如四环素类、阿奇霉素、克拉霉素等。中药治疗以活血化瘀、清热解毒、利尿利湿为主,药物有舍尼通、普乐安、癃闭舒胶囊、泽桂癃爽胶囊、翁沥通胶囊、萆薢分清丸、前列安栓等。同时应定期进行前列腺按摩、温水坐浴,也有助于缓解症状。

怎样治疗前列腺痛

由于前列腺痛不是感染性疾病,故抗生素治疗一般无效。

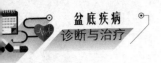

对有排尿困难的患者可使用 α-肾上腺素能受体阻滞剂如特拉唑嗪等治疗,以松弛紧张的前列腺颈部、改善排尿功能、消除前列腺和射精管系统内的尿液反流,达到改善症状的目的。对前列腺痛可用安定等镇静剂减轻症状。另外,一些物理治疗如微波、坐浴等可达到神经调节、松弛盆底肌肉的目的,从而缓解症状。直肠内应用前列安栓对治疗前列腺痛有较好的疗效。

女性泌尿道感染

什么是尿路感染

女性尿路感染是常见的感染性疾病,是指发生在女性,由病原微生物在肾脏、输尿管、膀胱和尿道异常繁殖所致的急性或慢性炎症。我国女性尿路感染的病原菌以革兰阴性杆菌为主,排在首位的病原菌是大肠埃希菌。

1. 临床表现

(1)尿道炎:发作性尿痛、尿频,多无血尿和耻骨联合上疼痛。

(2)膀胱炎:尿频、尿急、尿痛、排尿不畅、耻骨上膀胱区或会阴部不适、尿道烧灼感。

(3)急性肾盂肾炎:尿急、尿频、尿痛、腰痛、排尿困难等,还伴有发热、寒战、恶心、呕吐等全身症状。体检时肋脊角压痛及肾区叩击痛可能为阳性。

2. 易感因素

(1)生理结构:女性尿道短而宽,距离肛门较近,尿道外口开口于阴唇下方,在性生活时易将尿道外口周围细菌挤压入尿路引起感染。

(2)妊娠:妊娠期孕激素分泌增多致输尿管蠕动减弱,膀胱

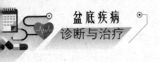

输尿管活瓣关闭不全;妊娠后期子宫增大压迫尿路致尿流不畅。

(3) 绝经:绝经后雌激素水平降低,阴道黏膜萎缩,尿道外口受牵拉而暴露尿道黏膜;盆底肌松弛,尿道闭合性降低;阴道黏膜变薄,阴道内糖原消失,pH升高,菌群发生改变,局部抵抗力下降。

(4) 免疫力下降:劳累、缺少饮水,体质衰弱、长期卧床患者免疫力下降,各种非尿路致病菌和条件致病菌可导致尿路感染。

为什么尿路感染有这么多分类

为什么尿路感染有这么多分类? 这是因为分类标准不同造成的。尿路感染按照不同的标准有以下分类。

1. 按照感染部位

(1) 上尿路感染:肾盂肾炎。

(2) 下尿路感染:膀胱炎和尿道炎。

2. 按照临床表现

(1) 单纯性尿路感染:指发生于泌尿系统解剖结构功能正常而有没有糖尿病或免疫功能低下等合并症患者的尿路感染。这种尿路感染通常不会对肾脏功能造成影响,短期采用抗菌药物治疗就可以治愈。

(2) 复杂性尿路感染:指尿路感染伴有增加获得感染或者治疗风险的疾病,如泌尿生殖道解剖结构或功能异常、结石、留置导尿管、神经源性膀胱等。

（3）反复发作的尿路感染：指在 12 个月内出现 3 次或 3 次以上尿路感染。

（4）无症状性菌尿：没有临床症状，但清洁中段尿培养病原菌菌数≥10^5CFU/ml。

（5）尿道综合征：指有下尿路刺激症状（包括尿频、排尿困难、耻骨上不适等），而无膀胱尿道器质性病变及明显菌尿。

3. 按照女性的特有状态

（1）非妊娠绝经前尿路感染：指在绝经前非妊娠期发生的尿路感染。

（2）妊娠期尿路感染：指妊娠期各种微生物侵及尿路引起的炎症，主要表现为无症状性菌尿、急性膀胱炎和急性肾盂肾炎。

（3）绝经后尿路感染：指月经完全停止一年以上发生的尿路感染。

痒就是尿路感染吗

小莉（化名）最近这几天感觉尿道口有瘙痒、灼热、刺痛，尿道口还有点红肿，有的时候还会流出一些黄色黏液，并有异味，咨询医生后，诊断为尿道炎，是尿路感染的一种。

那尿道口瘙痒，就是尿路感染吗？不一定。因为除了尿路感染以外，阴道感染也会出现尿道口瘙痒。阴道口和尿道外口解剖结构上离得非常近，当阴道发生炎症时，除了有阴道瘙痒的症状以外，可能也会出现尿道口瘙痒。

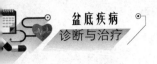
因此,为了明确诊断,建议做尿常规、尿细菌学、白带常规等检查,以明确尿道口瘙痒的原因。

女性小腹胀痛有可能是尿路感染吗

小腹胀痛、尿频很可能是由尿路感染引起的,如果女性的尿路感染上了病菌的话,就会出现尿频、尿急、尿失禁的情况。由于女性的生理构造比较特殊,所以出现尿路感染的情况是很常见的,但是这并不是什么疑难杂症,只要去正规的医院做一下检查,查明具体的病症病因,之后做具体的抗感染处理,是没有太大问题的。

尿路感染是细菌进入泌尿系统生长繁殖,导致炎症发生的一种疾病。尿路感染多见于育龄期女性,注意外阴的清洁卫生很重要。尿路感染多有一定的诱因,故应仔细检查患者有无尿路结石,肾或输尿管有无畸形等情况。下尿路感染起病多急骤,尿频、尿急、尿痛或有黏液性分泌物。检查尿液有脓细胞、少量红细胞。最后,小腹胀痛、尿频也有可能是由于间质性膀胱炎所引起的。膀胱内壁可能出现了病变,从而刺激大脑中枢神经产生排尿反应。耻骨附近疼痛,想排尿时疼痛加剧;尿频(白天每小时至少1次,晚上起夜多次),同房时有尖锐的痛感。

以上就是关于尿路感染的相关介绍,由于女性小腹胀痛、尿频的原因有很多,所以女性朋友如果发现自己有类似的症状,同时又排除怀孕的可能,就应及时去医院检查治疗。如是由泌尿系感染引起的,那么在治疗时一定要彻底治疗,不可以掉以轻心。间断治疗或过早停药就有可能迁延不愈转为慢性。一般要求,在症状完全消失,尿液检查恢复正常后,还要继续用药3～5天,停药后每周复查1次尿液,连续3次以上未见异常方可认为基本治愈。

尿路感染会伤及肾脏功能吗

尿路感染有上、下尿路之分,上尿路感染以肾盂肾炎为代表,临床起病急剧,全身症状明显,会造成严重的肾脏损害;下尿路感染以膀胱炎及尿道炎为代表,如果我们不及时对下尿路感染进行控制治疗,那么很有可能导致炎症蔓延,引发逆行感染的状况发生,进而使肾脏受到感染,对我们的肾脏造成损害。

此外,尿路感染还会引起一些特殊的肾脏疾病,都会严重损伤肾脏,接下来我们逐一介绍。

1.感染性肾结石

感染性肾结石由感染而成,是一种特殊类型的结石,占肾结石的15%～20%,其主要成分是磷酸镁铵和碳磷灰石。感染性肾结石处理比较困难,复发率高,处理不及时会使肾盂肾炎变为慢性,甚至导致肾功能衰竭。临床表现除有常见的肾结石临床表现外,感染性结石生长快,常呈鹿角状,常伴有持续的或反复发生的变形杆菌等致病菌的尿感病史。本病可根据病史、体格

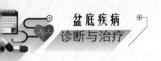

检查、血尿化验和结石成分的分析结果做出诊断。手术治疗是重要的治疗措施,尤其针对肾功能受损严重者,应尽早安排手术以尽可能恢复肾脏功能。

2. 肾周围炎和肾周围脓肿

肾包膜与肾周围筋膜之间的脂肪组织发生感染性炎症称为肾周围炎,如果发生脓肿则称为肾周围脓肿。本病多由肾盂肾炎直接扩展而来,占90%;也有部分是血源性感染,占10%。本病起病隐袭,数周后出现明显临床症状,患者除肾盂肾炎症状加重外,常出现患侧明显腰痛和压痛,个别患者可在腹部触到肿块。炎症波及横膈时,呼吸及膈肌运动受到限制,呼吸时常有牵引痛。由肾内病变引起者,尿中可有多量脓细胞及致病菌,病变仅在肾周围者只有少量白细胞。本病的诊断主要依靠临床表现,血尿化验、超声及CT有助确诊,治疗应尽早使用抗菌药物,促使炎症消退,若脓肿形成则需切开引流。

3. 肾乳头坏死

肾乳头坏死可波及整个肾脏锥体,由乳头尖端至肾皮质和髓质交界处,有大块坏死组织脱落,小块组织可从尿中排出,大块组织阻塞尿路。因此肾盂肾炎合并肾乳头坏死时,除肾盂肾炎症状加重外,还可出现肾绞痛、血尿、高热、肾功能迅速恶化,并可并发革兰氏阴性杆菌败血症。如双肾均发生急性肾乳头坏死,患者可出现少尿或无尿,发生急性肾功能衰竭。本病的诊断主要依靠发病诱因和临床表现。确诊条件有二:①尿中找到脱落的肾乳头坏死组织,病理检查证实;②静脉肾盂造影发现环形征,和(或)肾小盏边缘有虫蚀样改变,均有助于诊断。治疗应选用有效的抗生素控制全身和尿路感染,使用各种支持疗法改善患者的状态,积极治疗糖尿病、尿路梗阻等原发病。

4. 革兰氏阴性杆菌败血症

革兰氏阴性杆菌败血症中,由尿路感染引起者占55%。主要表现为起病时大多数患者可有寒战、高热,部分患者仅有轻度全身不适和中度发热。稍后病势可变得凶险,患者出现血压很快下降,甚至可发生明显的休克,伴有心、脑、肾缺血的临床表现,如少尿、氮质血症、酸中毒及循环衰竭等。休克一般持续3～6天,严重者可因此死亡。本病的确诊有赖于血细菌培养阳性,故在应用抗菌药之前宜抽血做细菌培养和药敏试验,并在病程中反复多次培养。革兰氏阴性杆菌败血症的病死率为20%～40%,除去感染源是处理败血症休克的重要措施,常用措施为抗感染,纠正水、电解质和酸碱平衡紊乱,使用大量皮质类固醇激素,以减轻毒血症状,试用肝素预防和治疗DIC,保持尿路的通畅。

尿路感染需要注意些什么

尿路感染是一种比较常见的疾病,大多数人一生中都会经历尿路感染的情况,一般来说,当尿路感染出现的时候,会出现尿频、尿急和尿痛等症状,严重者还会出现血尿、发热等情况。一旦患上尿路感染,需要我们在各个方面都引起足够的注意,防止疾病对身体健康造成严重的影响。

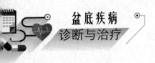
1. 及时治疗

早期、合理、彻底的治疗方法,是治好本病的关键。一旦出现尿路感染的症状,应及时就医,在医生指导下及早合理用药。由于尿路感染多有诱因,还应排除泌尿系结石、肾积水、膀胱残余尿量增多等情况。针对病原体抗生素治疗,抗菌药物疗程因感染不同而异,对于急性单纯性下尿路感染,疗程基本5～7天,但上尿路感染,如急性肾盂肾炎疗程一般为2周。对于反复发作尿路感染,可根据具体情况进行长期抑菌治疗。

2. 多喝水,勤排尿

泌尿科医生口头禅"多喝水,勤排尿!"应多喝水以增加尿量,保持每天尿量在2 000 ml以上,鼓励多排尿,而且尽可能将尿液排尽,既有助于冲洗和清洁尿道,又能将药物的代谢产物排出体外,降低药物毒性。饮水以白开水为主,最好不喝饮料,因为白开水是最好的,而有些饮料糖分比较高,反而有助于细菌生长。

3. 合理饮食

宜吃清淡、富含水分的食物,进食新鲜的蔬菜、水果,因其含有丰富的维生素C和胡萝卜素等,有利于控制炎症,帮助泌尿道上皮细胞的修复。还应多吃有清热解毒、利尿通淋功效的食物,如菊花、荠菜、马兰头、冬瓜等。尿路感染的饮食忌胀气之物,胀气之物包括牛奶、豆浆、蔗糖等;忌发物,发物包括猪头肉、鸡肉、蘑菇、带鱼、螃蟹、竹笋等;忌助长湿热之品,包括酒类、甜品和高脂肪食物;忌辛辣刺激之物,包括葱、韭菜、蒜、胡椒、生姜等可使尿路刺激症状加重,排尿困难。咖啡会导致膀胱颈收缩,使部分患者膀胱产生痉挛性疼痛,故应少喝咖啡。

4. 培养良好的生活习惯

平时要注意劳逸结合,过度劳累或病后休息不好会导致感染复发和转变为慢性。养成良好的卫生习惯,睡前、便后用温水清洗下身。清洗顺序应先洗外生殖器,后洗肛门,避免交叉感染。不宜穿紧身裤,特别是膀胱炎或尿道炎患者,紧身裤会诱发外阴部充血,从而加重症状。不要憋尿,憋尿容易增加尿液在膀胱内停留的时间,细菌侵入、繁殖的机会也大大增加;而且膀胱充盈,压力增高,尿液会逆流向上至输尿管,细菌逆行感染引发肾盂肾炎。所以人们在外出旅游、乘车、开会等时间较长时,应先解小便,不可憋尿。不要久坐,久坐不利于盆腔区血液的流通,造成细菌滋生,所以久坐者建议每 1 小时左右应起身走动一下。

5. 性生活的建议

急性尿路感染者,应绝对禁忌房事;慢性尿路感染者,也应节制房事。房事前男女双方都应先洗澡,或者用温水清洗下身,因为在性交时可将女性尿道和尿道口周围的细菌挤进后尿道和膀胱,从而引起感染。房事后双方都应排尿清空膀胱,可起到冲洗尿道,减少感染的作用。

性功能障碍

─○ 女性性功能障碍的定义是什么

　　性这个话题似乎让很多人难以启齿,但实际上有很多女性深受其扰,却又不知该从何说起。提不起性趣、缺乏性快感、性生活疼痛等,这些都是女性性功能障碍的常见症状。女性性功能障碍是指发生在女性性反应周期(包括性兴奋期、持续期、高潮期和消退期)中一个或几个环节的障碍,影响性生活正常进行,降低性生活质量和满意度。性功能问题只有引起心理痛苦,方可诊断为性功能障碍。性功能障碍分为原发性、继发性和境遇性性功能障碍。原发性性功能障碍指从首次性接触开始就有性功能障碍,从未有过满意的性反应周期;继发性性功能障碍指既往曾经性功能良好,有过完整而满意的性反应周期,后来才发生性功能障碍;境遇性性功能障碍指对某个人或在特定环境下有性功能障碍,而对其他人或在另一种环境下,则会有完整的性反应周期。

　　女性性功能障碍主要包括性欲减退障碍、性唤起障碍、性高潮障碍和性交疼痛障碍(包括性交痛、阴道痉挛症和非接触式性交痛)。同一名女性可能不只存在一种性功能障碍。

　　有研究表明,43%的女性在性生活中存在不同程度的性交疼痛,随年龄增长,性交痛的发生率逐渐增高,≤29 岁患病率为

32.1％，30～40岁患病率为39.3％。中国一项采用女性性功能指数量表(FSFI)进行调查的结果显示:20～70岁女性中FSD的发生率为29.7％,FSD的患病率随年龄增加而增加,在中年和老年女性中更为明显。

1. **性欲减退障碍**

老婆:下次吧,不知道怎么的,今天没"性"趣!

老公:你这都多少个下次了,唉……

性欲减退障碍包括性欲减退和性厌恶。性欲减退是指持久的或经常发生的性欲望缺乏或对性活动的接受能力缺乏,并导致痛苦或人际关系困难(图45)。性欲减退是女性性功能障碍最常见的原因。性厌恶是指持久的或经常性发生对性同伴生殖器接触的厌恶,并导致痛苦或人际关系困难。

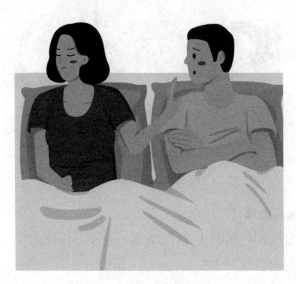

图45　性欲减退障碍

2. 性唤起障碍

老公:这都快半个小时了,你怎么还跟石头似的一动不动?

老婆:这都半个小时了,我怎么一点感觉都没有?

老公:唉,那还是算了吧,我累了!

女性性唤起包括阴道润滑、外生殖器肿胀、阴道下三分之一段变窄、阴道上三分之二段变宽、盆腔充血、乳房肿胀、乳头勃起等。性唤起障碍指的是反复发作的无法达到或维持充分的性兴奋而导致痛苦或人际关系困难。常表现为缺乏主观性兴奋或阴道润滑困难(图 46)。

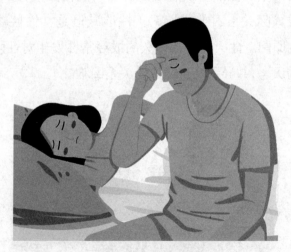

图 46　性唤起障碍

3. 性高潮障碍

老婆:明明已经很兴奋了,怎么一直没有性快感?

老公:再尝试一下!

老婆:……

明明已经满身大汗,却迟迟达不到性高潮,体会不到性快感,这是性高潮障碍的常见症状。其是指女性在性活动时虽受到足够强度和时间的有效刺激,也出现正常的性兴奋期反应,但是仍持续或反复发生性高潮困难、延迟或缺乏。

4. 性交疼痛障碍

老婆:老公,轻点,痛痛痛……

老公:我还没开始动啊!

老婆:停停停!

性交疼痛障碍可以是反复或持续性发生在性生活中相关的生殖器疼痛,也可以是持续或反复发作的阴道痉挛,还有一部分女性的性交疼痛障碍是非性交刺激而导致的疼痛。

男性性功能障碍是什么

男性性活动是一个复杂的生理过程,要通过一系列的条件反射和非条件反射来完成。性活动包括性欲、阴茎勃起、性交、射精和性高潮五个环节。其中任一环节发生障碍而影响正常的性功能,即为男性性功能障碍。因此,男性性功能障碍不是一种孤立的疾病,它包括性欲异常、勃起异常、射精异常、男性性高潮障碍等。男性性功能障碍是一种常见疾病。据统计,其发病率占成年男性的10%左右。

性欲异常包括性欲低下、性厌恶、性欲旺盛或性成瘾。

勃起异常包括勃起功能障碍(Erectile dysfunction, ED)和

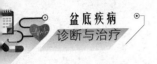

阴茎异常勃起。ED 是指阴茎持续不能达到或维持足够的勃起以完成满意的性生活。阴茎异常勃起是指在无性欲和无性刺激下,发生持续性、伴有疼痛的阴茎勃起,而性高潮后仍不能转为疲软状态。阴茎持续勃起的时间可以为数小时、数天或数周,但一般认为阴茎勃起超过 4～6 小时即可诊断为阴茎异常勃起。因为在持续勃起 4～6 小时以后,阴茎海绵体组织有低氧血症和酸中毒表现,有潜在组织损伤的可能。

男性射精障碍主要包括早泄、不射精、逆行射精、射精痛。目前,对早泄的定义不管如何更改,其典型的特点有以下三个:①射精潜伏期短暂;②缺乏对射精的控制;③无法令性伴侣满意。逆行射精是指男性性欲正常,阴茎勃起正常,能进行性交,有射精动作和高潮感受,但无精液从尿道口排出,性交后尿液沉渣检查可见大量精子。不射精是指性交时阴茎能够坚强勃起至插入阴道内,但不出现射精反射和性高潮,常导致男性不育。射精痛是指男性在射精过程中发生的阴茎、尿道、睾丸、会阴部、下腹部或阴囊上方等任何一个部位的疼痛。

男性性高潮障碍是指在性交时有正常的性兴奋,阴茎勃起坚硬,性交持续时间长,但难以达到性高潮,不射精或射精显著延长。

为什么会有性功能障碍

引发性功能障碍的原因有很多,它们被分为两大类:生理因素和心理因素。

1. 生理因素

(1) 年龄：随着年龄增长，男性和女性性功能均会出现减退。围绝经期症状与抑郁、夜间出汗、睡眠障碍等对性生活有负面影响。进入绝经状态后，体内雌激素水平不断下降，出现进行性生殖器官萎缩、干燥、盆腔血流量减少及盆底肌肉松弛等，使性交痛、性交困难的发生率增加。

(2) 妇产科生理、疾病和手术：妊娠期可能因为胎儿的关系和形体的改变，引起性功能减退；产后由于妊娠和分娩对盆底造成的损伤、哺乳期雌激素低下等而出现性欲低下或性交疼痛；尿失禁、盆腔器官脱垂患者、盆腔手术后患者、有膀胱疼痛综合征、外阴痛等盆腔痛的患者；子宫内膜异位症患者由于有深部性交痛，也会影响性功能。

(3) 盆底功能障碍：由于盆底肌松弛或过度紧张，也会导致性功能障碍。

(4) 泌尿生殖道感染：阴道炎、前列腺炎等。

(5) 恶性肿瘤：泌尿系恶性肿瘤、妇科恶性肿瘤、乳腺恶性肿瘤等。可能与生殖器官损伤和激素水平改变有关。

(6) 内分泌疾病：糖尿病、高泌乳素血症等。

(7) 心血管系统疾病：高血压、冠心病、血管性疾病等。

(8) 肾衰竭和肾透析治疗：可能与不排卵有关，也可能与心理因素有关。

(9) 神经系统疾病：中枢和外周神经系统的损伤和疾病，如脊髓损伤或退行性病变、癫痫、帕金森病、糖尿病性神经病变、多发性硬化等。

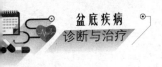
（10）药物：一些能改变精神状态、神经传导、生殖系统血流及性激素水平的药物都有可能影响性功能，如抗抑郁药、抗癫痫药、降压药等。酗酒、滥用毒品等也会引起性功能障碍。

2. **心理因素**

许多人的性功能障碍是由于心理因素导致的，如对性行为的担忧，对性欲和性行为的愧疚感，与性伴侣之间的关系问题，抑郁、焦虑、压力大，以及过去性创伤的影响，如强奸、性骚扰或不好的性经历，都可能对性功能产生负面影响。

为什么会"硬"不起来

导致男性勃起功能障碍的原因包括以下几种。

（1）年龄：普遍认为随年龄增长，发生 ED 的可能性增大，据报道 ED 患病率在 20～30 岁为 7%，在 70～79 岁为 57%。尽管发生 ED 的可能性随年龄增长而提高，但 ED 并不是老龄化过程不可避免的事件。因为老年人可能合并多种慢性疾病，服用多种药物，勃起功能的减退是老龄化的生理表现，同样可能因为疾病和用药所致。

（2）抑郁和焦虑：大脑是一个常被忽视的兴奋带。性兴奋在脑部形成并向身体下方传递。抑郁会抑制性欲并会引起勃起功能障碍。但讽刺的是，许多抗抑郁药也会抑制性欲，并导致勃起更加困难，还会延迟性高潮。

（3）吸烟：有研究提示，吸烟是动脉型勃起功能障碍的危险因子,且可能协同或增强其他危险因子的作用。

(4) 酒精:适量饮酒可能会助性,但重度酗酒会影响勃起功能,不过,这种影响通常是暂时的。

(5) 药物:许多常见药物都会引起勃起功能障碍,包括某些利尿药、降压药、止痛药、激素类及抗抑郁类药。但未经医生允许,请不要擅自停用任何药物。此外,安非他明、可卡因和大麻等毒品也会引起男性性功能障碍。

(6) 压力:当男人遭遇工作或生活上的巨大压力时,会发现很难在性生活中进入状态。压力会对身体各个部位造成不利影响,包括阴茎。可以通过运动、休息及心理咨询来进行放松,缓解情绪压力。

(7) 肥胖:肥胖会影响男性在性生活方面的表现,而不仅仅只是降低了自尊心。肥胖男性的雄激素水平较低,而这种激素对性欲和勃起都很关键。肥胖还会增加高血压和动脉硬化的风险,并会减少阴茎的血流量。

(8) 自我否定:一个人如果不喜欢或不接受自己,也很难被其他人所喜欢或接受。自我否定的男性不仅担心自己的外表,还会担心自己在性生活方面的表现,这种表现焦虑会让自己过于紧张以至于无法成功性交。

(9) 性欲低下:性欲低下与勃起功能障碍不是一回事,但的确有些因素既能抑制勃起功能,又能抑制性欲。自卑、压力大、焦虑及使用某些药物都会减弱性欲,而性欲低下会导致男性无法正常勃起。

(10) 疾病:有许多疾病都会影响阴茎勃起所涉及的神经、肌

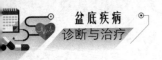

肉或血流,从而导致勃起功能障碍,例如糖尿病、高血压、动脉硬化、脊髓损伤和多发性硬化。治疗前列腺疾病,或膀胱疾病和尿道疾病的手术也会影响控制勃起的神经和血管,从而造成勃起困难。

糖尿病也会引起勃起功能障碍吗

近年来糖尿病的问题越发有低龄化的趋势和倾向,尤其是对于男性朋友来说,由于饮食方面的不注意,长期抽烟酗酒等,很容易就会患上糖尿病。而糖尿病的危害不是最大的,糖尿病发病导致的并发症才可怕,尤其是一旦出现糖尿病勃起功能障碍,是必须要积极治疗的。那糖尿病勃起功能障碍是怎么回事?

糖尿病勃起功能障碍是糖尿病继发所引起的,一般为多种因素引起,最重要的是由高血糖导致的血管病变,引起血管腔狭窄,使血流量显著减少,无法良好的勃起;或由于高血糖引起的神经病变,导致神经传导、反射障碍,勃起功能就会一蹶不振。最终不能进行满意的性生活为特征的一种疾病。

糖尿病患者勃起功能障碍该怎么办

(1) 药物治疗:口服药物是勃起功能障碍治疗中最简单、最容易接受的一线治疗方法,但是由于每个患者的情况不一样,因此在药物的选择上也会有所差异。

(2)性心理治疗:由于多数勃起功能障碍患者存在心理性因素,所以心理治疗是十分必要的,最好夫妻双方共同参与性心理治疗。性感集中训练是目前心理性勃起功能障碍最重要的治疗方法,适用于几乎所有性功能障碍的治疗,其目的在于解除焦虑,增进夫妻间沟通与交流,提高从语言交流到非语言交流的技巧,逐步改善夫妻关系和性功能。该法治疗勃起功能障碍的改善率在20%~81%。

(3)合理饮食,控制血糖:高血糖是影响性功能的元凶。因此在治疗的过程中也应该控制饮食,这是帮助男性恢复性功能的重要举措。首先每天主食一定要严格控制好,如果摄入了其他食物就减少相应的主食量,多吃绿叶蔬菜,少吃动物脂肪和辛辣食品,将血糖、血脂、血压等指标控制在良好范围内。

痛到底是哪里出了问题

性是一件美妙的事情,但是有人却偏偏体会不到,不仅如此,甚至会带来疼痛。痛到底是哪里出了问题?

1. 女性性交痛原因分析

(1)妇科炎症:阴道炎导致的性交痛通常是阴道火辣辣的疼痛,急性宫颈炎、盆腔炎导致的性交痛是下腹坠痛或钝痛。

(2)心理因素:夫妻感情不和,与配偶缺乏交流,既往的性创伤痛苦经历。

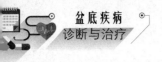
(3) 子宫内膜异位症:常见的是深部性交痛,疼痛的感觉就像子宫被咬了一口。

(4) 盆腔粘连:盆腔慢性炎症、盆腔手术后出现的盆腔粘连,在性交时产生牵扯痛。

(5) 阴道痉挛:盆底肌紧张或不自主收缩引起阴道痉挛,导致性交疼痛的发生。

(6) 阴道干涩:产后、哺乳期、围绝经期、绝经后、精神紧张、焦虑、使用抗组胺药物等都会导致阴道黏膜分泌物减少、阴道干涩、在性交时产生疼痛。

(7) 阴道口瘢痕:会阴侧切瘢痕愈合不良,导致局部挛缩、痛觉过敏。

(8) 生殖器官肿瘤:有卵巢囊肿的女性,可能在性爱过程中出现一侧腹部疼痛。

(9) 性交过频:性爱太过频繁,或短时间内性爱动作过猛,导致阴道黏膜充血、损伤,产生疼痛。

(10) 宫内节育器:节育环大小、型号与宫腔大小、形状不匹配,节育环明显变形或从事强度大的劳动等,容易引起节育环下移,使节育环尾部突入阴道。在性生活时,伴随性兴奋,子宫、阴道的收缩和阴茎的抽动,出现阴道痛,甚至可能伴有阴道出血。

2. 男性性交痛原因分析

(1) 泌尿生殖器官感染:如前列腺炎、精囊炎、尿道炎、附睾炎、膀胱炎,这是引起男性性交痛最常见的原因。

(2) 心理因素:夫妻感情不和,既往的性创伤痛苦经历也可能导致性交疼痛的发生。

160

（3）包皮过长和包茎：包皮过长使阴茎头冠部沉积附着过多的污垢，污垢刺激阴茎皮肤，使之过敏或发炎，性交时引起疼痛；包茎是指包皮口狭窄与阴茎头粘连，性生活时，如果动作过猛，使包皮勉强上翻而不能及时复位，包皮口在阴茎冠状沟部勒紧，使阴茎血液和淋巴回流障碍，发生水肿和疼痛。

（4）性交过频：性交次数过频会使生殖器官长期充血而迟迟不能消退，引起局部肿胀和疼痛。

（5）尿道结石：尿道内有结石，导致精液排出受阻，引起射精疼痛。

（6）阴茎畸形：阴茎手术或外伤造成阴茎畸形，性交时也会引起疼痛。

（7）尿道狭窄：先天性或后天性原因引起尿道狭窄，在射精过程中，精液强行通过时会导致局部进一步炎性改变和纤维化，而出现疼痛。

（8）避孕药具：对避孕套或药膏过敏，产生过敏性炎症而发生疼痛。带有尼龙尾丝的宫内节育器在放置时尾丝剪得过短，或"T"型节育器纵臂下移到宫颈外口，在性交时触及阴茎，造成刺痛。

（9）女性泌尿生殖道感染分泌物：阴道滴虫感染、阴道分泌物酸性过高等可使男性龟头及尿道过敏产生疼痛。

（10）泌尿生殖器官肿瘤：附睾、精囊、输精管、前列腺和后尿道肿瘤早期均有射精时疼痛，其疼痛的程度多随肿瘤的发展而逐渐加重，变化缓慢。

盆底疾病的治疗及预防

有哪些盆底疾病可以手术治疗

　　非手术治疗不是解决尿失禁、盆腔器官脱垂、排便障碍等盆底功能障碍性疾病的唯一方式,如果非手术治疗效果不理想,或者患者不愿意接受非手术治疗,可以采取手术治疗的方式(图47)。

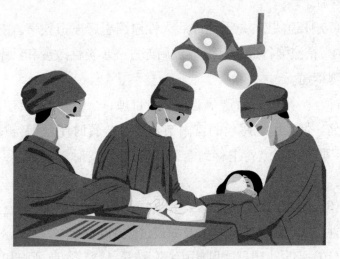

图47　手术治疗

　　压力性尿失禁、急迫性尿失禁、盆腔器官脱垂、排便障碍、膀胱过度活动症、阴道松弛症等盆底功能障碍性疾病,都有哪些手术方法？下面将一一陈述。

1. 压力性尿失禁

针对压力性尿失禁,常见的手术有阴道无张力尿道中段悬吊术(耻骨后路径和闭孔路径)、耻骨后膀胱尿道悬吊术(Burch手术)、自体筋膜耻骨后尿道悬吊带术和膀胱颈旁填充剂注射等。

2. 急迫性尿失禁

对药物、膀胱训练、电刺激等非手术治疗无效、病情特别严重、有上尿路扩张导致肾脏损害的急迫性尿失禁患者可考虑手术治疗,如膀胱扩大术、选择性骶神经(骶2~骶4)根切除术、膀胱横断术、尿道改道术等,选择手术治疗时应极为慎重。

3. 盆腔器官脱垂

盆腔器官脱垂的手术治疗需要结合患者的年龄、脱垂的严重程度、全身状况和既往手术史等。手术治疗主要适用于非手术治疗失败或者不愿意非手术治疗的有脱垂症状的患者,最好为已完成生育且无再生育愿望者。

手术治疗分为重建手术和封闭性手术。重建手术以恢复阴道的解剖位置为目的,分别有针对前、中、后盆腔缺陷的重建术。对于中央型缺陷的前盆腔缺陷可采用传统的阴道前壁修补术;针对中盆腔缺陷的重建手术有骶骨固定术、骶棘韧带固定术、宫骶韧带悬吊术、经阴道植入网片的手术及Manchester手术;针对后盆腔缺陷的重建手术有筋膜折叠术、特异部位修补术、植入合成网片手术和会阴体修补术。阴道封闭术或半封闭术是将阴道管腔部分或全部关闭从而将脱垂的器官再置于阴道内,属于非

生理性恢复。

4. 排便障碍

针对排便障碍,与便秘相关的手术治疗方式包括经肛门进行直肠前突修补、耻骨直肠肌部分切除,经腹进行盆底重建、盆底抬高、直肠悬吊固定术或结肠部分次全或全切除术等。

常规治疗粪失禁的手术包括肛门括约肌重叠成形修补术、Parks 肛管后方盆底修补术和结肠造口术等。此外,还包括一些最新的技术,如动力性股薄肌成形术、人工肛门括约肌、可注射填充剂和 Secca 手术等均可用于大便失禁的手术治疗。

5. 膀胱过度活动症

膀胱过度活动症的外科治疗针对严重低顺应性膀胱、膀胱容量过小,且危害上尿路功能、经其他治疗无效的患者。常见的手术治疗方式包括逼尿肌横断术、自体膀胱扩大术、肠道膀胱扩大术和尿流改道术等,但是疗效尚不肯定。

6. 阴道松弛症

阴道紧缩术针对阴道松弛等相关适应证的治疗由来已久,其主要针对阴道后壁及阴道口的修复,调整阴道口至阴道顶端的结构,从而增强阴道紧致感,提高性生活满意度。

手术治疗和保守治疗该如何选择

保守治疗和手术治疗其实是有主次顺序的。

先来说说什么是保守治疗，保守治疗是指采取其他方法替代手术的治疗方法，简而言之就是不做手术，就称保守治疗。对于盆底疾病，保守治疗一般采用神经肌肉电刺激、磁刺激、Kegel运动等治疗方法。

在手术和保守治疗的选择中，优先选择保守治疗，若保守治疗效果不佳，再考虑手术治疗。保守治疗是一个极其烦琐且漫长的过程，因为保守治疗疗程长、疗效慢。所以很多患者都想直接手术，一步到位。但这是不建议的，什么时候必须手术治疗？已经无法保守治疗的情况下，建议手术治疗，其他情况能保守治疗尽量保守治疗。Kegel运动有哪些效果呢？

为什么要做 Kegel 运动

Kegel运动俗称提肛运动，是一种常见的盆底肌训练方式（图48），其目的在于借着伸展盆底的耻骨尾骨肌来增强肌肉张力，但是如果对 Kegel 运动的理解单单停留在它能修复盆底问题，

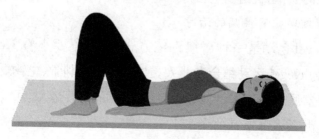

图48 Kegel 运动

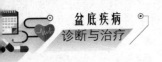
那就大错特错。Kegel 运动不仅能解决盆底问题，更能预防盆底疾病的发生。

Kegel 运动有哪些效果

1. 增强盆底肌功能

通过 Kegel 运动，能帮助患者或者想增强盆底功能的人群提高快肌、慢肌和快慢肌的力量与协调性，提升盆底肌对排尿、排便的控制力，以及突发情况下（如腹压突然增加）的肌肉反应能力。

此外，坚持 Kegel 运动，还能增强盆底肌对盆腔器官的支撑能力，预防或缓解盆腔器官脱垂。

2. 提高生活质量

排尿、排便和性生活等生理功能的正常发挥离不开强大的盆底肌，盆底肌一旦受损或功能下降，可能会出现漏尿、排尿困难、便秘、大便失禁、性高潮障碍、性生活疼痛、性欲缺乏等症状。Kegel 训练能增加盆底生殖区域血液循环，改善盆底状态，从而提高生活质量，促进身心健康。

3. 辅助盆底疾病的治疗

Kegel 运动是一种居家训练方式，千万不要小看 Kegel 运动，因为 Kegel 运动结合专业人员指导下的电刺激、生物反馈、磁刺激等盆底康复技术，可以提升盆底疾病的治疗效果。

4. 预防盆底疾病的发生

盆底康复不是一劳永逸的，盆底疾病即使治愈后还是有可能会复发的。此外，随着年龄的增长，盆底功能也可能会减弱，容易导致盆底疾病的发生。因此，即使盆底疾病已经治好了，也应该坚持 Kegel 运动；步入了中年之后，即使没有任何盆底疾病的临床症状，也应该坚持 Kegel 运动。

坚持做 Kegel 运动，可以帮助产后及中老年女性、盆腔术后的患者、经常干重体力劳动的人群预防盆底疾病的发生。

5. 维持盆底的健康状态

健康盆底离不开我们对盆底的精心呵护，精心呵护盆底需要坚持做 Kegel 运动。只有坚持做 Kegel 运动，才能让盆底一直保持在年轻的状态，尽可能地避免或减少盆底疾病的发生。

如何做好 Kegel 运动

Kegel 运动俗称提肛运动，是指肛门产生主动运动收缩的动作，自身能感觉凭借自身力量将肛门提起的运动。可能有些难理解，给大家模拟个场景，想象自己现在想排便，有强烈的排便感，但现有条件无法支持你去进行排便，这时需要憋住，屏上去的那个力就是提肛。又或者可以自己在排尿的过程中，突然间终止小便的感觉，就是提肛，但需注意，不宜过多尝试排尿过程中突然中断的过程。

提肛运动不需要专门的场所，站着、坐着和躺着都可以做。在做提肛运动训练的时候需保持呼吸，切忌不要憋气。建议一天做 2~3 次，一次做 5 分钟，5 分钟内提肛收缩并保持 5 秒，放松 5 秒，循环 30 组。

提肛运动训练过程枯燥烦琐,且训练周期长,容易被忽视且难以坚持,但必须克服,持之以恒,每天坚持训练,养成良好习惯,效果必能出现。

除了 Kegel 还有什么可在家日常做的运动训练

想锻炼盆底肌,你还可以尝试以下这些运动!

1. 臀桥

平躺在一张瑜伽垫上,双腿弯曲并分开,再将双手置于身体两侧,臀大肌发力顶起身体,至上半身和大腿成一条直线为止,保持几秒,然后缓慢向下(图49)。如此反复,一组做 10 次,一天可以做 2~3 组。

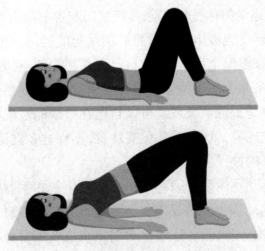

图 49　臀桥

臀桥是一个非常好的锻炼盆底肌的方法,因为在保持上半身和大腿成一条直线的时候,需要长时间夹紧臀大肌,因而能对盆底肌产生很强的刺激,而且由于长时间处于等长收缩,带给盆底肌很高的训练负荷。臀桥还可以激活盆底肌群的敏感度,提升盆底神经控制能力。

2. 普拉提球

将普拉提球放在两小腿之间,通过两小腿来回运动改变球的位置,同样也可以起到间接锻炼盆底肌的作用(图50)。需要注意的是,整个过程中,需保持普拉提球被夹紧。这种训练方式不仅可以锻炼盆底肌,还可以帮助我们提升腹部、大腿、臀部和小腿的肌肉力量。

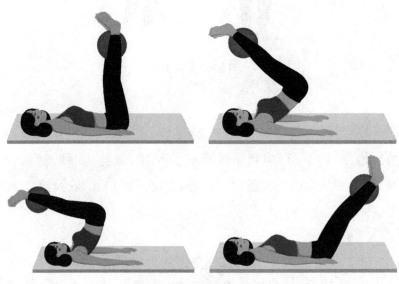

图50 普拉提球训练

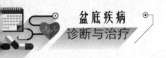

3. 靠墙蹲

靠墙站立,两脚分开与肩部同宽。吸气,收紧盆底,向下蹲,仿佛坐在椅子上一样。保持10秒钟,起身。放松盆底(图51),休息10秒。一组做10次,一天可以做2~3组。

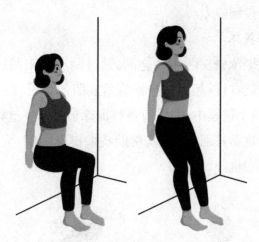

图51 靠墙蹲

4. 深蹲

双脚打开,与肩同宽。把双手平放在身体前方,从站立姿势开始,然后下蹲,蹲到不能再低的时候,保持10秒,然后起身,恢复到站立位。重复以上动作,10次为一组。每天做2~3组(图52)。

5. 坐瑜伽球

端坐在瑜伽球上,用臀部和腿部的力量平衡身体,双手置于身体两侧(图53)。可以缓慢前后或左右晃动球体,在晃动中身体为了保持平衡,会不断激活核心肌群,包括盆底肌。

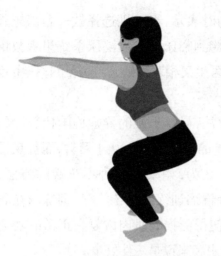

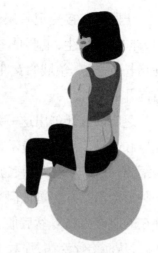

图 52　深蹲　　　　　　　　图 53　坐瑜伽球

跳舞也能治疗疾病吗

在很多人眼里,泌尿外科是男性患者占据多数的,但在临床中男女患者却各占一半。排尿功能及盆底功能障碍疾病就诊患者的年龄层从青年跨越到老年,其中不少还是刚结束分娩的孕产妇。患尿失禁、膀胱过度活动症、盆底器官脱垂等泌尿系统疾病的比例,近年来呈现逐年增长趋势。

在临床上,患有这些泌尿系统疾病的女性患者,她们非常希望能让女医生来帮她们看,赟式盆底优化训练疗法也是专门为女性患者康复训练用的。这套舞蹈运动疗法的主要发明人是王阳赟,她是一名 85 后女医生,有 58 项专利,每年开展 500 余台手术。

　　王阳贇在接受记者采访时表示,当初她选择做一名泌尿外科方向的女医生,主要是考虑到临床上女性泌尿系统患者数量在增长,而这一领域的女性医生又相对稀缺,就选择了这一主攻方向开展研究。

　　之所以能开创出这一疗法,得益于她的导师施国伟教授的指导和鼓励。王阳贇表示,她的导师知道她从小习舞,而且热爱舞蹈,对肚皮舞较为擅长后认为,如果有一种不花钱的方法,一种行为治疗方法可以融合舞蹈训练及传统治疗,训练内在和外在的肌肉去修复盆底肌,使得受损的肌肉恢复到正常的功能状态,从而治疗疾病,那对于患者来说是一件好事。

　　导师施国伟说:"盆底肌障碍也是女性泌尿系统疾病中的常见病。传统的盆底肌训练,主要是锻炼肛门、阴道、尿道等内部肌肉,而肚皮舞疗法是以腰腹胯部位主要运动部位,结合一些动作,可以更多地加入大腿、臀部等更多躯干部位的动作,同时锻炼内外在的肌肉,这样有助于疾病的恢复。"

　　在导师和其他同事的帮助下,王阳贇研究了两年,不断地改进动作,以达到治疗最优化效果。

　　王阳贇说:"起初,我们在医院开设了一间教室,开展免费的公益课堂,由我来带领患者一起做动作,后续考虑到患者群体不断增多,我们也一起录制了视频,面向更多的患者开放。"

　　经过临床实践证实,这一疗法使得轻度压力性尿失禁、膀胱过度活动症、慢性盆腔疼痛综合征等患者治愈了疾病,对于盆底手术后患者进行疗效巩固,大大降低了复发率。不仅仅有助于康复治疗的效果维护,同时还能达到瘦身的效果,这让大家都感到很惊喜。瞽式盆底优化训练疗法为新型胯部—盆底功能重建训练,可唤醒女性深、浅肌层收缩的本体感觉,增加阴道壁的压力和阴道的血流,在改善尿失禁、膀胱过度活动症等基础上提升性功能指数。主要通过训练以下肌群的肌力及控制力,来达到治疗效果。

(1)盆底肌群:耻骨尾骨肌、耻骨阴道肌、耻骨直肠肌、髂骨尾骨肌、尾骨肌、球海绵体肌、坐骨海绵体肌、会阴浅横肌。

(2)脊柱伸肌(竖脊肌:棘肌最长肌髂肋肌、半棘肌、深层脊柱周围肌肉)。髂腰肌(腰大肌、腰小肌、髂肌)、腰方肌。腹肌(腹直肌、腹外斜肌、腹内斜肌、腹横肌)。大腿内收肌(耻骨肌、长收肌、短收肌、大收肌、股薄肌);大腿前外侧肌群(股四头肌、缝匠肌和阔筋膜张肌);大腿后肌群(股二头肌、半腱肌和半膜肌)。臀肌(臀大肌、臀小肌)以及深部外旋肌群(上孖肌、下孖肌、闭孔内肌、闭孔外肌、梨状肌、股方肌)。

从《改良型盆底优化训练疗法》到《盆底康复之路》,对瞽式盆底优化训练疗法进行了改良与更新,如果大家有需要,可以详细参考。

什么是电刺激治疗

盆底电刺激治疗是目前应用于盆底功能障碍主要的治疗手段之一,如尿失禁、产后盆腔脏器脱垂等,常使用神经肌肉电刺激,通过电极刺激盆底肌群,来加强盆底肌肉力量,促进神经细

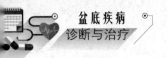

胞功能的恢复,缓解产后疼痛等症状,同时通过刺激尿道括约肌,抑制膀胱收缩肌,加强膀胱的储尿功能,从而缓解尿失禁的症状,达到治疗效果。电刺激利用脉冲电流,刺激受损的组织器官或支配它们的神经,从而改善组织器官的功能。根据其作用原理的不同,可将电刺激分为神经肌肉电刺激、肌电触发电刺激、经皮神经电刺激和微电流刺激。

1. 神经肌肉电刺激

神经肌肉电刺激,可以被动地增加肌肉的力量,提高肌肉抗疲劳能力,促进局部组织血液循环。盆底神经肌肉电刺激的刺激频率分为 5～20 Hz 和 35～60 Hz,前一种刺激频率可以实现放松盆底肌,抑制逼尿肌的过度活动,主要用于治疗急迫性尿失禁、膀胱过度活动症和盆底痛等;后一种刺激频率作用于盆底肌,刺激阴部神经,主要用于压力性尿失禁、盆腔器官脱垂等疾病的治疗。

此外,神经肌肉电刺激还可以应用到多种产后康复方案,如子宫复旧、子宫内膜恢复、乳腺疏通、塑形美体和卵巢功能恢复等。

2. 肌电触发电刺激

肌电触发电刺激结合了生物反馈技术和电刺激技术,是一种主动与被动结合的电刺激方式。这种电刺激方式可以帮助患者适应盆底肌训练由被动到主动的过渡,提高患者盆底肌训练的主动性。

3. 经皮神经电刺激

经皮神经电刺激是一种无创的镇痛技术,主要用于缓解或解决盆底痛、性生活疼痛、肌肉酸痛、腰背痛、耻骨联合疼痛、宫缩痛、痛经等疼痛。

经皮神经电刺激镇痛的原理为:①刺激较深的 A δ 神经纤维,兴奋脊髓中抑制性中间神经元,关闭闸门,进一步抑制同节段背角投射神经元的活动,阻断伤害性刺激向中枢传导;②激活疼痛抑制系统,增加内源性镇痛物质阿片肽、5-HT 的释放,进而减少 P 物质释放,削弱或阻断伤害性感受传入,减轻疼痛;③缓解组织痉挛,促进局部区域血液循环,从而改善相应组织的功能。

4. 微电流电刺激

微电流刺激可以增加 ATP(三磷酸腺苷,体内能量的主要来源)的合成,从而改善局部组织缺血缺氧,帮助代谢有害物质。多数患者经微电流刺激后,能够在不到两分钟的时间内感到疼痛的缓解,并且这种疼痛的缓解能够持续 8 小时到 3 周不等。微电流刺激不仅可以缓解疼痛,还可以应用于伤口愈合、促进循环和医学美容等方面。

电刺激无处不在,目前已经被广泛应用到盆底康复、产后康复、医学美容和伤口愈合等方面。相信随着时代的发展,电刺激也将被应用到更多领域。

在接受盆底电刺激治疗的同时建议配合盆底肌训练(Kegel 运动),效果会更好。

电刺激治疗有哪些禁忌证及注意事项

孕妇可以做电刺激吗?

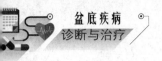

我来月经了,可以做电刺激吗?

电刺激治疗(图54)有哪些注意事项?

关于电刺激禁忌证与注意事项,您一定要知晓以下内容。

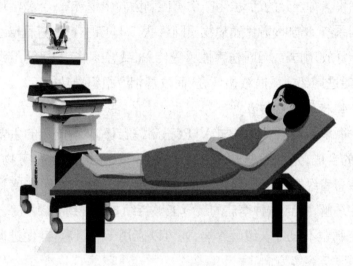

图54　电刺激治疗

1. 电刺激的禁忌证

(1) 妊娠期。

(2) 月经期。

(3) 生殖泌尿道炎症急性期。

(4) 术后<3周(伤口区)。

(5) 阴道活动性出血。

(6) 内置心脏起搏器或严重的心律失常。

(7) 癫痫及认知功能障碍。

(8) 刺激区域有恶性肿瘤。

(9) 金属过敏。

(10) 患有感染、感染严重患者,宫颈有急性炎症。

(11) 会阴陈旧性裂伤。

(12) 子宫重度脱垂。

2. 电刺激的注意事项

(1) 在进行治疗时,切记电刺激强度不得引起疼痛,时刻保持和医生的良好沟通,如有特殊情况,立刻请求帮助。

(2) 若服用药物、饮酒会影响患者的感觉功能,不能使用电刺激。

(3) 积极配合治疗,由于保守治疗疗效较长、疗程较久,需持之以恒。

(4) 应注意阴道是否出血、是否有小腹坠胀等不适症状,如果症状很快缓解,可认为是正常现象,如果治疗后相关新发症状持续加重,应及时就诊。

(5) 很多患者会出现一见病情好转,便结束治疗的情况,这是不可行的,症状好转,不代表可以结束治疗,可能需进行一段时间的巩固,是否能结束治疗,需医生做最后的评判。

电刺激治疗原理是什么 ⌐

电刺激治疗顾名思义和电有关,但具体如何治疗呢?

电刺激是通过电极作为导电体,对盆底进行低频电刺激,刺激神经和肌肉,通过神经回路,刺激兴奋交感通路并抑制交感通

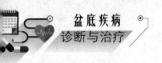

路,抑制或增强膀胱收缩能力,降低逼尿肌代谢水平,增加膀胱容量,加强储尿及控尿能力,从而治疗盆底肌损伤中的疾病。电刺激能提高神经肌肉的兴奋性,产生肌肉的被动运动,使其产生等张或等长收缩,促进神经、肌肉、细胞功能的恢复。

1. 电刺激提高盆底肌肌力和耐力

(1) 增加肌肉收缩时肌纤维募集的数量:电刺激与中枢神经发出冲动引起肌肉收缩效果是一样的,同时电刺激训练可提高肌肉组织的活性和反馈性,导致中枢神经系统发出的神经冲动增加,从而在肌肉收缩时调动更多的肌纤维参与工作,增大收缩力量。

(2) 改变肌肉运动单位的募集顺序:肌纤维增粗,细胞核体积和数量显著增加,DNA含量增加,肌纤维内线粒体数量显著增多,尤以快肌纤维变化明显。

(3) 供给肌肉丰富的血液:电刺激后,单位横截面上肌纤维周围毛细血管数量增加,毛细血管密度增大,其周围的圆柱体减少,从而使毛细血管用以特质交换的面积加大,交换的距离缩短,也使血液中 PO_2 提高和 PCO_2 降低,降低肌纤维周围组织液代谢产物的浓度,使肌肉耐力提高。

(4) 改变肌肉运动单位的募集顺序:肌肉的随意收缩和电刺激引起的肌肉收缩在作用方式上不尽相同。随意收缩的肌肉表现出力量增加,其运动单位激活存在顺序募集现象,运动单位是从小运动神经元所支配的低阈值小运动单位开始,到大运动神经元所支配的高阈值大运动单位。电刺激引起肌肉运动单位的募集顺序与随意收缩运动单位募集顺序完全不同。

直径大的轴突支配较大的肌纤维,有较低的兴奋阈值,通常位于肌肉的浅层,因此电刺激能兴奋那些在随意收缩下难以兴奋的运动单位。经电刺激训练的肌肉在随意收缩时运动单位募集顺序变化,较大的运动神经元首先被激活,更多的运动单位参与活动。因此,电刺激使较多的快肌参与收缩,显著改善肌肉的力量。

(5) 长期的电刺激可导致快反应、易疲劳的Ⅱ型纤维向慢反应、抗疲劳的Ⅰ型纤维转变:由于1～10 Hz 频率的电流可引起肌肉单收缩,25～50 Hz 频率的电流可引起肌肉强直收缩,而100 Hz可使肌肉收缩减弱或消失,所以肌力训练一般选择 50 Hz,耐力训练选择 20～30 Hz。

2. 电刺激调节盆底神经

(1) 兴奋盆底神经:电刺激能够兴奋支配尿道周围的肌肉、耻骨尾骨肌等盆底肌肉的会阴神经末梢,引起盆底肌肉的收缩,从而达到增强肌力的目的,改善因盆底肌肉松弛导致的压力性尿失禁、盆腔器官脱垂、阴道松弛等。

(2) 兴奋腹下神经,抑制盆神经:正常的下尿道存在两条反射通路,一条是阴部神经-骶髓-盆神经反射通路,这条通路为副交感反射通路,受机体副交感中枢的调节和控制;另一条为阴部神经-胸髓-腹下神经反射通路,受机体交感中枢的调节和控制。这两条通路的传入神经均起源于阴部神经,盆底电刺激所产生的神经冲动,通过腹下神经反射性抑制膀胱逼尿肌收缩,缓解膀胱过度活动和急迫性尿失禁(图55)。

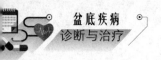
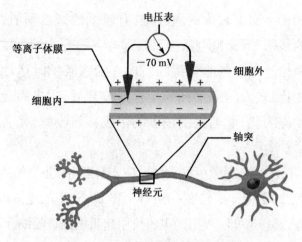

图 55　电刺激调节

什么是磁刺激治疗

1. 什么是磁刺激?

盆底疾病的保守治疗中,除了大家熟知的盆底电刺激外,还有位重要级治疗方法,那就是磁刺激。盆底磁刺激技术(图 56)是一种可以帮助解决盆底疾病(如漏尿、盆腔器官脱垂、便秘、大便失禁、外阴痛、性生活疼痛等)的新型康复技术。其基于法拉第电刺激感应原理,通过在磁刺激线圈内产生随时间变化的磁场在人体内形成感应电流,作用于盆底肌肉与神经,从而增强盆底肌肉力量和耐力,促进盆底生殖区域血液循环,重塑盆底神经,改善盆底功能。

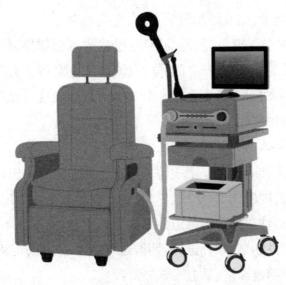

图 56　盆底磁刺激

磁刺激常对于老年患者、未婚女性或电刺激治疗效果差的患者、肌肉力量提升困难的患者,更是一个好的治疗方法选择。

2. 磁刺激的独特优势

(1) 无痛:磁刺激穿透人体组织(如皮肤、骨骼和脂肪)时,电流不会随着组织深度而有明显的降低,可以实现深层盆底组织的刺激。皮肤、骨骼的传导性低,磁场通过时仅产生微弱的电流,当盆底深部的肌肉与神经被激活或调动起来时,能够实现肌肉的被动收缩,但几乎不会兴奋疼痛感受器,也就是说,磁刺激时,患者几乎感受不到疼痛或任何不舒适。

(2) 无创、无侵入:盆底磁刺激治疗时,患者无须脱衣,也不需要在体内放置任何电极,即可以在坐、躺或趴等不同姿势下进

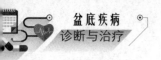

行治疗。因此,盆底磁刺激是无创、无侵入的。

（3）刺激深度更深、范围更广:盆底磁刺激如果采用铁芯线圈,可以使磁场聚焦,产生的感应电流也会更聚焦于会阴及肛门区域,最高刺激深度可以达到 6～8 cm,从而实现对盆底深部神经和肌肉的刺激。

3. 哪些人可以使用磁刺激?

（1）排尿障碍:压力性尿失禁(腹压增加情况下出现不自主漏尿)、急迫性尿失禁(尿频、尿急、憋不住尿)、混合型尿失禁(同时存在压力性尿失禁与急迫性尿失禁)、排尿困难、尿不尽、尿潴留、神经源性膀胱、小儿遗尿、膀胱过度活动症(以尿急为突出表现,可能伴随夜尿多、急迫性尿失禁)。

（2）盆腔器官脱垂:往往表现为排尿或排便困难、小腹坠胀、同房不适等,主要分为阴道前壁膨出、阴道后壁膨出、子宫脱垂、阴道穹隆脱垂和肠疝。

（3）排便障碍:功能性便秘、大便失禁。

（4）外周疼痛:慢性盆腔疼痛(外阴痛、膀胱痛、肛门直肠痛)、腰背痛、尾骨痛、梨状肌综合征、痛经等。

（5）性功能障碍:女性性欲缺乏、无法体会性高潮、性生活疼痛,男性勃起功能障碍、早泄。

（6）盆腔术后排尿障碍:排便困难、排尿困难、尿潴留、神经源性膀胱等。

（7）脊髓损伤或脊髓术后大小便功能障碍。

（8）Ⅲ型慢性前列腺炎、前列腺痛。

磁刺激,无痛、无创、无侵入,帮助呵护女性盆底健康!

磁刺激与电刺激有何不同

磁刺激和电刺激是盆底康复中两种常用的技术,他们之间有什么不同呢?

1. 电刺激

通过使用电极探头导电材料(金属片),将外界的电流直接引入到身体,激活盆底神经和肌肉(图 57)进行电刺激治疗,直接作用于治疗部位,包括尿道外括约肌在内的盆底肌群,其优点在于穿透性强、精准性高。但存在导电率差异大的问题(由于受身体阻抗的影响,传导距离很短只能刺激局部,难以刺激深层肌肉组织),且强度因人而异,故常会出现强度过大等问题。

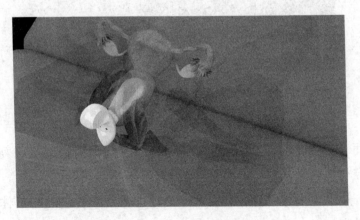

图 57　盆底电刺激

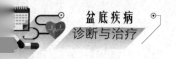

2. 磁刺激

通过体外高强脉冲磁场,针对患者会阴部进行磁脉冲,刺激盆底肌肉及其相关支配神经与骶神经根,进一步产生感应电流,有效穿透无须更衣及内置电刺激探头(图58)。可以增强盆底肌肉的收缩力,恢复尿道括约肌正常张力,促进盆底组织和结构运动功能、支持功能、感觉功能的恢复。由于不受身体阻抗的影响,传导距离更远,刺激范围更大,磁导率更加均匀,到达组织后衰减小,便可刺激更深度组织。故而对于尿道括约肌功能不全以及膀胱机能障碍疗效更加显著。优点是无痛、衰减小、操作方便。

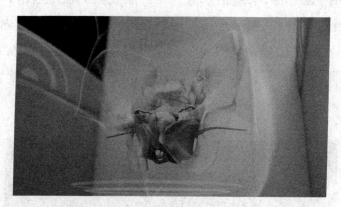

图58　盆底磁刺激

电刺激的主要作用是刺激盆底肌肉,磁刺激则弥补了另一方面,起到神经调控的作用,两者强强联合,相辅相成。磁刺激治疗与电刺激治疗各有其优点,没有好与坏,只有合适与否。所以听从医生指导,根据病情,对症治疗即可。二者之间的具体比较见表1。

表 1 磁刺激与电刺激的鉴别

项 目	盆底电刺激	盆底磁刺激	磁刺激优势
是否需要电极	是	否	非侵入
肌肉刺激范围	耻尾肌为主	浅层的球海绵体肌、坐骨海绵体肌、会阴浅横肌、肛门外括约肌、中层的会阴深横肌和内层的耻尾肌、髂尾肌和耻骨直肠肌	更深和更广,刺激范围可达 6～8 cm,直达骶神经根和深部的神经分支
神经刺激范围	电极周围 1～2 cm 范围内的阴部神经末梢	骶神经、阴部神经	
刺激时的疼痛感	在引起肌肉强烈收缩时易引起疼痛	在引起肌肉强烈收缩时不易引起疼痛	无痛
体验感	易受阴道皱褶形态、分泌物影响,容易触碰膨出物,引发不适感	不受阴道皱褶形态、分泌物影响,不会触碰膨出物	更舒适
阴道和尿道感染发生风险	有经会阴、阴道操作,有感染风险	无接触操作,隔着衣物进行,无感染风险	更安全
疗 效	由于只能改善肌肉和部分神经的功能,对于神经严重的改善不明显	能全面改善神经和肌肉的功能	更好

射频治疗是什么

脉冲射频(pulsed radiofrequency, PRF)作为一类新型治疗慢性疼痛的方法,相比于传统的射频热凝技术,具有创伤小、简单易操作、安全性高等优点。PRF 是通过间断的射频电流形成

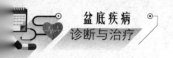

的,射频发射的形式为脉冲,其形成的电极温度≤42 ℃。PRF与连续射频是不相同的,连续射频时通过脉冲电流形成目标神经组织周围的电磁场,形成镇痛的作用。归纳起来,PRF可能有以下四种调节机制:一是对周围神经纤维的冲动传导或者电生理活动进行抑制;二是改变了疼痛信息传递与处理通路的可塑性;三是将脊髓疼痛感受抑制系统激活;四是中枢神经系统的疼痛介质水平调控等。

在应用PRF治疗过程中,影响临床疗效的因素较多,常见的如脉冲电压、脉冲频率、治疗频数以及持续时间等,但是迄今为止关于神经脉冲射频的治疗参数依然无统一规定,并且针对不同的患者、不同部位组织结构以及阻抗不尽相同,即便有统一的标准也难以保证相同的治疗效果。因此,将PRF应用在临床中时,需要结合患者的情况选择适当的参数,实现个体化治疗。

肌筋膜疗法你了解吗

肌筋膜疗法(myofascial release, MFR),即肌筋膜放松疗法。肌筋膜疗法融合了软组织代谢技术、物理治疗、颅底疗法和能量技术等,经过几十年的发展终成一个完整治疗体系。

筋膜,通常被称为结缔组织,它是一种网状的三维基质,缠绕、包围、保护和支持人体的所有结构。它是一个单一的、连续不间断的组织,从头部延伸到脚底,从身体外部延伸到身体内部。筋膜被认为是人体中最大的系统,因为它与所有其他结构相接触。筋膜内的感觉神经末梢是肌肉内的10倍。筋膜构成的机械感应信号系统具有与神经系统类似的综合功能。筋膜系统是一个完整的系统,是身体中每个细胞的直接环境,它构成的张力网络根据局部张力的要求调整其纤维排列和密度。这些都为肌筋膜疗法的可靠性提供了有力支持。

筋膜包裹着肌肉系统,连接着肌肉、肌腱、关节和骨骼的骨结构。事实上,可以认为没有所谓的肌肉,因为筋膜将每一块肌肉(肌纤维、肌束)捆绑并连接到下一块肌肉和所有其他结构,最终组成一个连续的拉伸网络。和肌肉一样,筋膜对机械负荷也很敏感。筋膜的机械感受器(即对机械负荷或扭曲做出反应的感受器)可以以不同的方式被刺激,为肌筋膜疗法的改进提供了可能。

筋膜在受到创伤、任何身体或情感上的伤害、炎症和不良姿势时,会收缩、固化和增厚,导致身体失去生理适应能力。通常,我们称之为筋膜受限。随着筋膜网络的受限,它不仅在损伤区域,而且在整个结构中产生限制,影响相邻和远处的疼痛敏感结构。外伤、炎症、不良姿势等都有可能影响筋膜的功能。

在前文中提到慢性盆腔疼痛综合征的发生与肌筋膜紧张,尤其是盆底肌和尿道周围筋膜紧张密切相关。因此,肌筋膜疗法作为治疗慢性盆腔疼痛综合征的推荐治疗方法已经被写入美国妇产科医生协会和欧洲泌尿外科协会的慢性盆腔疼痛指南。

对痉挛的盆底肌肉及筋膜进行拉伸和脱敏,通过拉伸,使痉

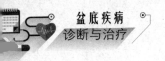

挛缩短的肌肉舒展,恢复供血,缓解疼痛。对扳机点处进行肌筋膜疗法,可以提高肌筋膜内感受器的痛觉阈值,降低疼痛的敏感性,起到减轻疼痛的效果。

1. 常用手法

(1) 拉伸疗法:以垂直肌纤维方向拉伸短缩的肌纤维。拉伸过程中配合腹式呼吸。

(2) 深部按压法(缺血性按压):手指持续按压扳机点 8～10秒(可以重复多次按压,但总时间不超过 1 分钟)。按压的过程中配合腹式呼吸,随着疼痛感减轻可逐渐增加按压的力度,直到扳机点张力减退或不再敏感。

2. 治疗过程

盆底肌筋膜疗法的顺序应先放松紧张的盆底肌,可以先通过深部按压的方式放松深层盆底肌如髂尾肌,再通过拉伸放松阴道入口处的肌肉。全程需配合腹式呼吸。

如果患者有尿痛或通过检查发现尿道周围有疼痛,可以在尿道旁区进行按压,但注意力度要轻柔,以不引起患者不舒适为宜,再逐渐增加力度,直到尿道旁区域扳机点消失。

3. 适应证与禁忌证

肌筋膜疗法适用于性交痛、盆底痛、盆底肌紧张或过度活动等患者。对于泌尿生殖道炎症、恶露未净、妊娠期、月经期和阴道出血、癫痫及认知功能障碍等人群或患者不建议使用肌筋膜疗法。

盆底肌肉与筋膜作为盆底重要的支持结构,保证排尿、排便和性生活的正常进行。如果盆底肌肉与筋膜出现紧张、痉挛等,可能会导致排便困难、盆底痛、性生活疼痛、尿频尿急等。肌筋膜手法可以帮助缓解盆底肌肉紧张与过度活动、减轻疼痛,结合电刺激、磁刺激等盆底康复手段,可以对盆底疾病的治疗起到事半功倍的效果。

温水坐浴可以治疗疾病吗

洗澡有很多种,有一种可以用来治病,你知道吗? 这就是温水坐浴(图 59)。

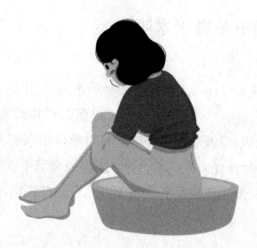

图 59　温水坐浴

温水坐浴采用的是由开水放凉至 40℃左右的温水,将治疗部位浸浴在温水中进行治疗的方法。通过温水的热疗能增加局部血液循环,降低痛觉神经的兴奋性,促进新陈代谢,减轻炎性

水肿,解除局部神经末梢的压力,使肌肉、肌腱和韧带等组织松弛,具有缓解炎症、消除水肿、接触肌肉痉挛和镇痛的作用;同时,温水坐浴还可起到局部清洁的作用,有利于创面愈合。可用于慢性前列腺炎、痔疮、产后尿潴留、肛门直肠痛等治疗,也可用于缓解术后肛门疼痛、促进会阴侧切伤口愈合等。针对不同的疾病,还可在温水中加入不同的中药或高锰酸钾等。

温水坐浴可每天进行两次,每次坐浴均使用开水放凉至40℃左右,每次5~20分钟,连续3~7天。

温水坐浴方法简单,经济适用,适合居家使用。

骶神经调节是做手术吗

是的,骶神经调节术是一种微创手术,该治疗是将神经刺激器植入体内,放置在靠近骶神经处,进而影响并调节膀胱、尿道或肛门括约肌,以及盆底骶神经支配的靶器官功能,从而起到治疗效果的一种神经调控技术。通过骶神经调节可以治疗如尿频尿急综合征、慢性盆腔疼痛、肠易激综合征这些疾病。

什么是骶神经调控术

骶神经提供了膀胱、尿道及盆底等下尿路初始的自主和躯体神经支配。骶神经调控术是利用介入技术将刺激电极置入骶神经孔,然后将低频电脉冲连续施加于特定骶神经,以兴奋或抑制神经通路,调节异常的骶神经反射弧,从而影响并调节膀胱/尿道/肛门括约肌、盆底等骶神经支配靶器官的功能,达到解决相关临床症状的一种神经调节技术。该技术已经被美国食品药品监督管理局(FDA)批准用于治疗尿频尿急综合征、非梗阻性尿潴留、急迫性尿失禁和排便功能障碍等。随着其在临床中的推广,骶神经调控术目前也被应用到神经源性膀胱、间质性膀胱炎、慢性盆腔疼痛、肠易激综合征和性功能障碍等盆底疾病的治疗中。

但由于骶神经调控术后可能存在置入部位的疼痛发生、电极部位疼痛、电极移位、感染、需要再次手术等风险及费用问题,其在临床中的广泛应用受到了限制。

骶神经磁刺激是什么

在了解骶神经磁刺激前,我们先看一下什么是磁刺激。磁刺激是通过一个巨大的储能电容向刺激线圈放电,产生随时间变化的磁场,这个磁场在身体内产生感应电流,作用于盆底肌肉与神经,从而增加盆底肌肉的肌力和耐力,促进盆底生殖区域血液循环,调节盆底神经,达到改善盆底功能的目的。骶神经磁刺激通过抑制脊髓内躯体感觉神经传入纤维,解决下尿路排尿障碍、慢性盆腔疼痛和性功能障碍等疾病(图60)。

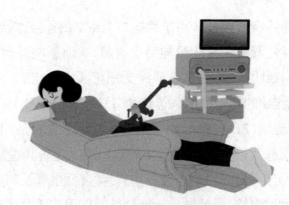

图 60　骶神经磁刺激

目前,随着骶神经磁刺激在临床中的应用,其治疗效果也得到了很多临床医生的肯定,再加上骶神经磁刺激本身的优势,相信在不久的将来,骶神经磁刺激技术将会在更多领域和疾病中得到更为广泛的普及与推广。

骶神经调节不只是手术可以实现,非手术的骶神经磁刺激同样可以起到类似的效果,因此,骶神经调节不一定需要手术。

阴道哑铃是什么

阴道哑铃是一种用于盆底肌康复的训练器,也称缩阴球或阴道锥等,由一组不同重量或不同大小的椭球体组成(图 61)。其与健身哑铃极其相似,但阴道哑铃顾名思义是针对训练阴道的器械,放置于阴道内,用来训练盆底肌肉力量。阴道哑铃由两个椭圆形小球组成,由高级医用无毒硅胶材质精心设计而成,尾部有一根坚韧的拉绳,以方便取出。

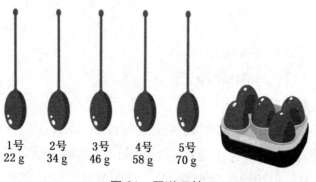

1号　2号　3号　4号　5号
22 g　34 g　46 g　58 g　70 g

图 61　阴道哑铃

早在 1985 年,Plevnik 就把阴道哑铃作为评估盆底肌力量的器械使用,通过阴道哑铃滑出阴道的感觉来评估女性盆底肌的力量。后来发现,由于重力影响使阴道哑铃有滑出阴道的趋势,而盆底肌为了避免阴道哑铃滑出,会反射性收缩,因此通过阴道哑铃可以达到训练盆底肌的目的。同时,阴道哑铃可以增加盆底肌在主动收缩时的负荷,起到改善主动收缩盆底肌的训练效果,至此,阴道哑铃成为一种常用的盆底肌训练器械。

通常一盒阴道哑铃有 5 种尺寸,其对应 5 种难度。由于其本身有一定重量,因此在起身时很容易往下掉而滑出阴道,故而需要使用者用力收缩阴道括约肌把哑铃往上提起以克服下滑。阴道哑铃配合 Kegel 运动,通过多次收缩阴道括约肌(提肛运动练习),使盆底肌群肌肉力量得到充分的锻炼。

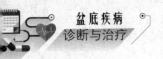
如何正确使用阴道哑铃

1. 清洗阴道哑铃

使用前先用清水洗净。

2. 放置阴道哑铃

半仰卧位,用手缓慢地将阴道哑铃放入阴道内,一边旋转一边放入(如果阴道干涩或者感觉阴道哑铃难以放入的话,哑铃的头部可以用温水稍微润湿)。当阴道哑铃的尾部距离阴道口2 cm左右时,此时应主动收缩盆底肌,如果感觉到哑铃有上升,则说明阴道哑铃放置正确(图62)。

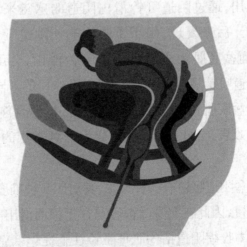

图62 阴道哑铃的放置位置

3. 使用阴道哑铃

盆底肌过分松弛的患者,或者站立时阴道哑铃很容易掉出来,可以先尝试躺着进行阴道哑铃的训练,主动收缩与放松盆底肌,再尝试坐、走、爬楼梯等状态下进行阴道哑铃的训练。

在习惯了阴道哑铃在阴道内的感觉后,可以起身尝试走路、爬楼梯等动作。

4. 取出哑铃

采取仰卧位或下蹲位,做假装排便的动作,同时用手牵拉阴道哑铃的胶绳,将阴道哑铃取出。使用后立刻用清水或沐浴露清洗哑铃。

5. 训练计划

从 1 号阴道哑铃开始,每天训练 1~2 次,每次 15~20 分钟,训练 7~15 天,待可以轻松完成训练后,选择 2 号进行训练,逐步更换至 5 号。持续训练 3 个月。

哪些人群应该使用阴道哑铃

① 咳嗽、打喷嚏、跳广场舞漏尿的患者;

② 经常小腹坠胀的人群;

③ 大便失禁患者;

④ 性生活时阴道漏气、无法达到性高潮等的人群;

⑤ 产后女性;

⑥ 中老年女性;

⑦ 经常干重体力活的女性；

⑧ 盆腔术后的患者等。

使用阴道哑铃时常见问题有哪些

1. 使用前需要清洗阴道哑铃吗？

答：是的，在每次使用前和使用后均需清洗阴道哑铃。使用前可用软刷蘸肥皂水或洗手液仔细清洗，清水冲净后用干净的软毛巾擦干。训练完毕后，同样按照上述操作仔细清洗哑铃，擦干后放入盒内备用。

2. 在做阴道哑铃训练的时候，阴道哑铃会掉出，怎么办？

答：请检查是否选择了合适重量的阴道哑铃。建议在最初训练时，选择重量最轻的阴道哑铃（1 号），然后逐步过渡到较重的。如果不需要收缩盆底肌或者只需轻微的收缩盆底肌，就可以保持哑铃不脱落，这表明该重量的阴道哑铃适合当前的训练情况。反之，需要重新回到上一个重量的哑铃进行训练。

3. 每次佩戴阴道哑铃做 Kegel 运动的时候，只能坚持几分钟怎么办？

答：使用阴道哑铃提高阴道盆底肌肉的力量是需要时间的，部分女性甚至需要进行 5~6 个月的训练。可以一开始从感觉到舒适的训练量进行，然后随着时间的推移逐渐增加训练的数量。

4. 做完阴道哑铃训练后感觉骨盆区有点酸痛，这正常吗？

答：初次使用阴道哑铃或刚更换到一个更重哑铃的时候，感觉有点不适是正常的。这种不适或酸痛的原因可能是未经训练的肌肉紧张,继续使用就会消失。如果这种不舒服的感觉或疼痛持续存在,或出现严重的疼痛,请停止使用并咨询医生。

5. 已经使用阴道哑铃锻炼好几个星期了,但没有感觉到任何改善,怎么办?

答:继续锻炼! 提高盆底肌肉的力量是需要时间的,通常最少需要三个月以及定期锻炼。某些因素,如疲劳、月经、持续咳嗽或反复举重物都会减缓进步。此外,要确认训练强度和训练动作是否合适。如果在三个月的训练结束时,症状已有明显改善,可以停止每天使用阴道哑铃。这时,可以一周使用阴道哑铃训练几次或者当感觉盆底肌肉力量有所下降时再使用。

6. 需要站着锻炼吗?

答:是的。在移动和站立时,训练可以获得最大的效果。因为阴道哑铃的工作原理就是让盆底肌肉收缩以保持哑铃不掉出,从而达到训练盆底肌的目的。

7. 需要训练多久?

答:训练时间因人而异,一般规律训练 3 个月,每天 1~2 次,每次 15 分钟,就可以达到满意的效果。症状明显改善以后,可以不用每天练习,但是不建议立刻停止,可以改为每周训练 3 次。

8. 怀孕了可以使用阴道哑铃进行锻炼吗?

答:不可以。孕期避免使用阴道哑铃进行训练,分娩后何时开始使用也要在医生的指导下进行。

9. 有盆底肌痉挛的病史,可以使用阴道哑铃进行锻炼吗?

答:不可以,除非在有经验的盆底康复治疗师或医生的指导

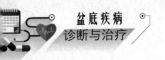

下进行。非常重要的一点是在进行阴道哑铃训练之前一定要知道如何放松盆底肌。

10. 可以在月经期进行阴道哑铃训练吗?

答:不可以。

11. 可以将阴道哑铃借给朋友使用吗?

答:不可以。

12. 阴道哑铃是否可以帮助盆底肌锻炼(Kegel 运动)?

答:有些女性很难准确定位自己的盆底肌,在进行 Kegel 训练时,实际锻炼的是腹肌、臀肌或大腿肌肉。当把阴道哑铃放入阴道后,尝试夹紧阴道,如果感觉到阴道哑铃在上升,这就表明收缩的是盆底肌,而非其他的肌肉。不断的体会这种感受,帮助准确定位盆底肌,正确地进行 Kegel 训练。

13. 阴道非常干涩,可以使用阴道哑铃进行训练吗?

答:可以。可以使用水性润滑剂或使用温水润湿阴道哑铃后,再进行训练。

健康宣教

盆底疾病可怕吗 ⊃

　　数据表明,成年女性每三个人中有一人患尿失禁;大于60岁的女性,平均每四个人中有一人盆腔器官脱垂。女性慢性盆腔疼痛综合征的患病率为2.1%~26.6%。

　　盆底疾病如此容易多发,却并没有引起很多人的重视,但是你知道吗? 盆底疾病如果不及时治疗,可能会带来以下危害。

　　长期尿失禁会导致泌尿系统严重病变,如引发盆腔炎、膀胱炎、阴道炎、性功能障碍、膀胱癌及尿毒症等疾病,严重影响患者生活质量和身心健康。

　　伴有尿频的膀胱过度活动症患者,由于频繁地去厕所,会增加骨折发生风险。有研究显示,伴有急迫性尿失禁的膀胱过度活动症患者较正常人滑倒率增加30%,骨折发生率增加3%。

　　因此,盆底疾病的危害不容小觑!

盆底疾病不治会越来越严重吗 ⊃

　　盆底疾病本身是由于盆底功能下降而导致的一系列疾病

(图63),它不像感冒,即使不治疗,7天后就可能自动痊愈。随着年龄的增长及各种导致盆底损伤因素的存在,盆底功能会进一步下降,盆底疾病的症状不但不会自动消失,反而会越来越严重。

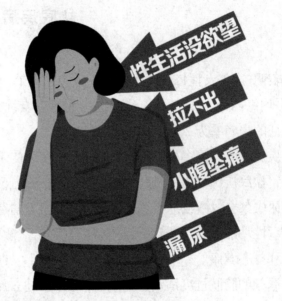

图63 盆底疾病

患了盆底疾病不可怕,可怕的是不重视它,也不把它当回事。患了盆底疾病后,如果到医院及时地做盆底检查并在临床医生的指导下定期做盆底康复,尽快恢复盆底功能,这样可以尽量地减少盆底疾病对生活和工作的影响。及时做检查,定期做康复,远离盆底疾病,拥有幸福人生(图64)!

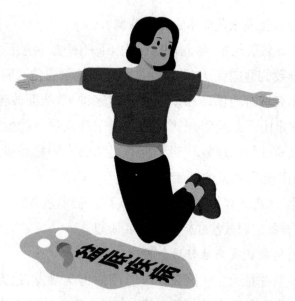

图64 远离盆底疾病

盆底疾病真的能治好吗

漏尿消失后,为何一段时间后再次复发?

漏尿反反复复发作,究竟是怎么回事?

盆底疾病,真的能治好吗?

盆底功能障碍性疾病(即前所述盆底疾病)的发生主要与盆底支持结构(盆底肌及结缔组织)的损伤或功能下降有关。很多临床研究及实践均证实,电刺激、磁刺激、生物反馈、阴道哑铃和Kegel训练等盆底康复手段可以不同程度地改善盆底疾病的临床症状,甚至治愈。

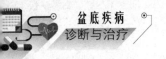

1. 为何盆底康复能治愈盆底疾病?

由于盆底肌松弛、盆底快肌肌力下降和(或)慢肌肌力、耐力下降等导致的盆底疾病,可以通过盆底康复增强盆底肌肉力量、促进局部组织血液循环和恢复受损盆底神经,从而改善盆底功能。即使是由于结缔组织的支持功能下降而导致的盆底疾病,仍然可以通过盆底康复让患者拥有足够强大的盆底肌,以弥补结缔组织损伤所诱发的盆底疾病。

因此,盆底康复可以治愈盆底疾病。但盆底疾病可能会再次复发,需要定期做盆底检查与盆底康复。

2. 为何盆底疾病治好后会再次复发?

很多患者漏尿症状消失一段时间后再次复发,这究竟是怎么回事? 盆底康复不是一劳永逸的,盆底疾病症状消失后有可能会再次复发。这就跟感冒一样,即使感冒好了,之后仍然可能会再次复发,盆底疾病也是如此。

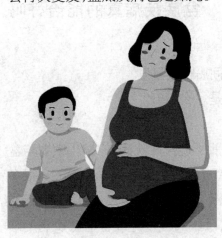

图65　二胎

再次怀孕及生产、年龄增长、慢性便秘、肥胖这些因素会使得盆底肌悄悄损伤(图65),因此,盆底疾病可能会再次复发。

3. 盆底疾病反复发作,究竟怎么回事?

盆底疾病为什么反复(图66)发作? 这说明,盆底功能仍然有待改善。很多人以为症状消失了或者没有症状,盆底功能就正常了。其实未必!症状只是反映盆底功能是否异常的指标之一,但是盆底表面肌电评估往往是优先于症状提前发现盆底功能状态异常。在盆底疾病的治疗过程中,即使症状消失,仍然需要继续做盆底康复,巩固盆底康复成果,保证盆底康复疗效更持久。

如果症状消失了就停止治疗,盆底功能此时尚未改善,盆底疾病肯定会再次复发。

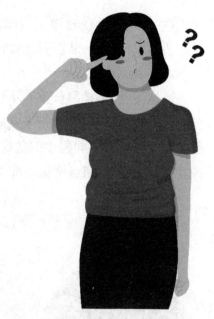

图 66　盆底疾病为什么反复发作

盆底疾病不可怕,盆底疾病可治愈。在临床医生的指导下做完盆底康复,并坚持家庭盆底肌锻炼,盆底功能恢复如初绝不是难事,更可以在以后漫长的人生岁月中畅享健康盆底。

生活中应避免哪些不良习惯

1. 不良饮食习惯

饮食不规律、没有节制、饮食结构不合理、过多食用精细的食物,可能会影响胃肠道功能,导致排便障碍,如便秘、排便困难

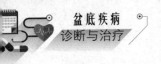

等,这些会使得排便时腹压增加,对盆底造成很大的压力,导致盆底肌易发生松弛,从而引起盆底功能障碍性疾病的发生。

2. 不控制体重

暴饮暴食、不控制体重等不良习惯(图 67)不仅可能引起心脑血管等疾病,还可能会带来盆底的损伤。有研究发现,90%的肥胖女性会患有不同程度的盆底疾病。肥胖与腹内压增高和神经功能障碍有关,且会降低结缔组织对盆腔器官的支持功能。

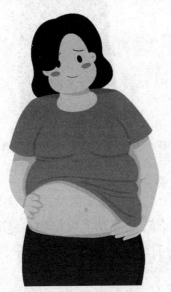

图 67　体重过重

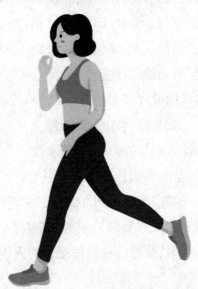

图 68　高强度运动

3. 不良运动习惯

跑步、跳跃等高强度运动动作本身是一件极好的事,但是如果盆底肌松弛,高强度的运动(图 68)对已经受损的盆底来说,那就是雪上加霜,会导致盆底损伤进一步加重,可能会让漏尿更严重,脱垂也会进一步加重。盆底治疗期间的患者,也应注意减少或避免高强度的运动，以减少高强度运动带来的腹压增加对盆底的进一步损伤。

因此，如果盆底已经有损伤的患者，不建议高强度的运动；如果平时经常有高强度的运动，应加强盆底肌训练。

盆底疾病的发生与不良习惯密切相关。远离不良生活习惯，保持健康盆底，畅享无忧盆底！

在日常生活中该如何合理调配良好作息

作息时间不合理会影响健康，这是公认的，那在日常生活中该如何调配良好作息呢？

1. 早睡早起，保证充足的睡眠

一日之计在于晨，闻鸡起舞真精神。早晨是我们一天精力最充沛的时间，但是如果晚上睡得太晚，早上起床时很困，起床就成了一个噩梦，还影响一天的心情。如何打破晚睡晚起的恶性循环？从早睡做起。忙碌了一天，洗个热水澡，晚上 10 点之前躺上床，如果睡不着，可以调暗房间灯光，放一首舒缓的音乐，做 10～15 分钟腹式呼吸，完全放空大脑和放松身体。临睡前不要躺在床上看手机、刷视频。早睡后清晨醒来的时间会提前，这时候静卧 10～15 分钟起床，不要再睡回笼觉。经过一段时间的调整，早睡早起的作息规律就形成了。

2. 要有时间观念

每做一件事情，给自己一个时间限定，理清思路，速战速决。

没有时间观念的结果是,明明一个小时可以做完的事情,可能最终花了3个小时才做完。没有时间观念导致的工作效率低下,会使无效工作时间明显延长,从而压缩了休息时间。

3. 给自己制订一份作息时间表

列车准点进站,准点发车;航班准时进港,准时出港。正是由于制订了科学的时刻表,即使在客流高峰时,所有的交通工具也能正常、准时运行。我们的工作和生活也一样,需要一份科学的作息时间表。比如周一至周五是工作日,早上7点起床,7:30—8:00吃早饭,8:00—9:00上班通勤时间,9:00—10:00安排最困难的工作;10:00—12:00日常工作,记得中间活动10~15分钟,12:00—12:30午餐时间,12:30—13:00小睡一会,13:00—18:00日常工作,记得中间每隔1小时活动10~15分钟,18:00—19:00下班通勤时间,19:00—19:30晚饭时间,19:30—20:00饭后小憩,20:00—20:30运动时间,20:30—21:30看电视或看书,21:30—22:00洗个热水澡,做好睡前准备工作,22:00上床美美睡一觉。

4. 坚持以上三条

道理都懂了,方法也都知道了,最后一条,也是最重要的一条,请坚持以上三条,持之以恒。

日常需要做些什么来预防盆底疾病的发生

罗马不是一天建成的,盆底疾病也不是一天就得的。平日里我们需要做些什么来预防盆底疾病的发生?

1. 养成良好的排便习惯

便秘对盆底是有害的,生活中应该养成良好的排便习惯。每天早上起床后或进食后,有便意则立刻去排便,尽量养成定时、规律排便的习惯;上厕所的时候专心致志,不要玩手机、看书、看报纸或做其他事情。尽量采用蹲便的体位,如果坐马桶排便,可在脚下垫一小矮凳。

2. 养成良好的饮食习惯

多摄入富含膳食纤维的食物,有助于排便,减少便秘的发生。不吸烟、不喝酒。

3. 动静结合,每天应有一定的运动量

生命在于运动。运动可以促进新陈代谢、加速血液循环,提高抵抗力。同样,适度的运动对于保护盆底功能也是必要的。但应避免长时间大强度增加腹压的运动,以减轻对盆底的损伤。游泳、慢跑、瑜伽都是对盆底非常友好的运动。

4. 控制体重

肥胖会造成腹压增加和加重盆底负担,应积极减重,将体重控制在正常范围内。

5. 坚持盆底肌训练

盆底肌和我们身体其他的骨骼肌一样,会用进废退。经常锻炼腹肌和肱二头肌,会让腹肌和肱二头肌更结实、更有力,肌肉轮廓清晰可见。但是一段时间不练以后,你会发现,原本漂亮的肌肉轮廓慢慢消失,六块腹肌变成了一整块大腹肌。盆底肌也是这样,随着主动训练的进行,盆底肌肌力和耐力越来越好,

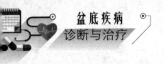

我们对盆底肌的控制力也越来越好。但是一段时间不练后,肌肉会慢慢退化,功能逐渐下降。因此,为了让盆底肌永葆青春,需要坚持盆底肌训练。

6. 定期进行盆底功能评估

很多人认为,我没有症状,我的盆底是正常的。这是一个很大的误区。就像很多高血压病患者在体检中发现自己的血压高时,一脸懵地问:"我血压不可能高啊,我平时从来没感觉头晕啊"。等你感觉到头晕了,高血压已经损害到身体的很多器官。盆底功能评估的作用就像测量血压一样,在还没有出现盆底疾病症状前,可以尽早发现盆底功能的异常。因此建议产后 42 天复查盆底功能,以后每年或每两年进行盆底功能评估。

排尿日记该如何记录

1. 排尿日记是什么?

排尿日记就是记录患者在一定时期内每次排尿的时间和尿量。

2. 为什么要记录排尿日记?

泌尿外科大夫建议在家里做一个排尿日记:将自己 24 小时排尿的时间及每次排尿的量记录下来,同时标记出入量及起床时间。通过这个日记可以得到自己一天的总尿量、每次排尿量、日间排尿次数、夜间排尿次数等,再将这些数据与正常人的数据进行比较,就可以知道自己是否存在尿频了。

3. 怎样记录排尿日记?

(1) 排尿日记以 3～5 天为宜,时间紧迫 1～2 天也可以。

(2) 自购 500～1 000 ml 的量杯,用于测量排尿量。

(3) 记录排尿日记期间,生活方式不必刻意改变。

(4) 注意区分白天、夜间的排尿。

(5) 从晨起第一次排尿开始计算。

4. 排尿日记内容是什么?

详细记录液体摄入量、排尿次数、排尿量,用毫升(ml)表示。有没有尿急感和漏尿。

5. 排尿日记记录能帮到我们什么?

在临床上,尿频是一种排尿异常的症状,主要指排尿次数明显增多,但每次尿量少。正常成人一天的尿量在 1 500～2 000 ml,每天排尿 4～6 次,夜间 0～1 次,每次的尿量在 200～300 ml。正常排尿可以保证机体排除体内的有毒物质,维持水分与电解质的平衡。排尿日记又称频率/尿量表,指在不改变生活状态和排尿习惯的基础上,连续记录(一般 72 小时)摄入液体和排尿时间、每次尿量、尿失禁次数及失禁量等指标,可以较为客观地反映患者的排尿状态;记录尿急和漏尿的次数,这些记录对评估排尿异常和随访治疗效果是非常有用的。患者可以自行在家,在完全放松、自然的生活状态下记录自己的排尿情况,完成这项检查。

别小看这份日记,虽然记录起来没有成本也不费事,但却是泌尿外科医生评价患者下尿路功能最基本、最重要的依据,医生们会通过记录的排尿日记数据,分析患者的排尿状态,了解患

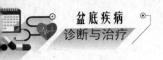

者的排尿频率、单次尿量、24 小时尿量、夜尿指数等,结合泌尿系彩超和残余尿,评价膀胱功能,进而确定尿频等排尿症状产生的原因。在排除了患者器质性病变的情况下,排尿日记也可以作为患者的参考指标,指导排尿行为训练,而达到治疗的目的。在医生指导下使患者认识、改变自己的不良排尿模式,起到一种反馈性治疗的效果。

什么是尿失禁生活质量问卷

表 2 尿失禁生活质量问卷表

尿失禁使您有以下困扰吗?	量化评分				
	完全如此	常常如此	有时这样	很少这样	从未如此
1. 我害怕不能及时赶到厕所	□ 1	□ 2	□ 3	□ 4	□ 5
2. 我担心咳嗽/打喷嚏时会尿失禁	□ 1	□ 2	□ 3	□ 4	□ 5
3. 担心会有尿失禁,我从座位上起立时会分外小心	□ 1	□ 2	□ 3	□ 4	□ 5
4. 在新环境中,我特别注意厕所的位置	□ 1	□ 2	□ 3	□ 4	□ 5
5. 尿失禁等问题使我觉得很沮丧	□ 1	□ 2	□ 3	□ 4	□ 5
6. 尿失禁等问题使我不能外出过久	□ 1	□ 2	□ 3	□ 4	□ 5

尿失禁使您 有以下困扰吗?	量化评分				
	完全 如此	常常 如此	有时 这样	很少 这样	从未 如此
7. 尿失禁等问题使我放弃了很多想做的 事情,感觉沮丧	☐ 1	☐ 2	☐ 3	☐ 4	☐ 5
8. 我担心旁边的人会闻到我身上的尿味	☐ 1	☐ 2	☐ 3	☐ 4	☐ 5
9. 我总担心会发生尿失禁等问题	☐ 1	☐ 2	☐ 3	☐ 4	☐ 5
10. 我经常去厕所小便	☐ 1	☐ 2	☐ 3	☐ 4	☐ 5
11. 每次做事前我都得考虑周到,避免尿 失禁带来麻烦	☐ 1	☐ 2	☐ 3	☐ 4	☐ 5
12. 我担心随着年龄增长尿失禁等问题会 严重	☐ 1	☐ 2	☐ 3	☐ 4	☐ 5
13. 因为尿失禁等问题,夜间我几乎没有 正常睡眠	☐ 1	☐ 2	☐ 3	☐ 4	☐ 5
14. 我担心因尿失禁等问题出现尴尬场面 或受到羞辱	☐ 1	☐ 2	☐ 3	☐ 4	☐ 5
15. 尿失禁等问题使我觉得自己不是一个 正常人	☐ 1	☐ 2	☐ 3	☐ 4	☐ 5
16. 尿失禁等问题让我觉得很无助	☐ 1	☐ 2	☐ 3	☐ 4	☐ 5
17. 尿失禁等问题使我觉得生活乐趣变 少了	☐ 1	☐ 2	☐ 3	☐ 4	☐ 5
18. 我担心尿失禁时弄湿衣物	☐ 1	☐ 2	☐ 3	☐ 4	☐ 5

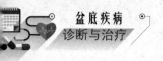
续表

尿失禁使您 有以下困扰吗?	量化评分				
	完全 如此	常常 如此	有时 这样	很少 这样	从未 如此
19. 我觉得我没法控制膀胱了	☐ 1	☐ 2	☐ 3	☐ 4	☐ 5
20. 我很注意喝什么、喝多少,避免发生尿 失禁等问题	☐ 1	☐ 2	☐ 3	☐ 4	☐ 5
21. 尿失禁等问题限制了我挑选衣物	☐ 1	☐ 2	☐ 3	☐ 4	☐ 5
22. 尿失禁等问题使我对性生活有顾虑	☐ 1	☐ 2	☐ 3	☐ 4	☐ 5
合计分值:最后评分(合计分－22)/88×100(范围 0～100)					

注:合计分值越低,提示尿失禁对生活影响越大,反之,则提示尿失禁对生活影响越小。

家庭护理

心理建设对盆底疾病的治疗有帮助吗 ⊃

1. 盆底疾病会造成女性心理困扰

盆底功能障碍性疾病:盆腔器官脱垂、压力性尿失禁和性功能障碍三大类是妇产科的常见病,其发病是特定的个体在各种急慢性损伤因素作用下,经历机体损伤与修复长期发展变化过程。临床表现复杂多变,影响因素颇多,但妊娠与分娩是公认的导致盆底功能障碍性疾病的高危因素,极大程度影响了女性的健康和生活质量,成为困扰女性的重要问题之一。

2. 盆底患者的心理特征

(1) 恐惧:产后孕妇过渡到患者的角色,害怕疼痛和对疾病的不了解,将病情想得过分严重,怕长时间的治疗无效,造成了过重的心理负担,导致恐惧。

(2) 焦虑:从单身女性转变为已婚妈妈的角色之后,除了疾病的困扰,还要担心照顾家庭和孩子的问题,没有足够的心理准备,对未来不知所措,产生焦虑心理,造成一定的负担。

(3) 控制不住尿液:怕尿液自动排出会被人笑话,受到歧视,宫颈脱垂等致使妇科疾病,长期伴随甚至容易引发宫腔内的感染,患者有压力,又被疾病缠身,容易影响生活情绪,不愿意沟

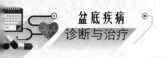

通,多疑伴有敌对心理。

3. 心理建设对盆底疾病的帮助

心理建设是在心理学理论指导下,对个体或群体的心理健康问题和行为施加策略性影响,使之发生指向预期目标的变化。其中策略性影响是指采用一定的科学方法和技术,如运用关于行为矫正的方法和技术来解决个体或群体的心理健康问题和行为。最常用、最基本的心理干预方法是支持性干预。护理人员应积极有效地进行心理护理干预,降低患者心理压力、焦虑程度,增强其认识能力及战胜疾病的信心,提高患者对医护人员的依从性,起到药物难以替代的作用。针对患者不同年龄、症状、文化程度、社会环境判断患者心理情况和接受能力,有针对性的根据患者的个体差异及疾病阶段所表现的不同心理情况,采取一些有效的护理措施消除患者恐惧心理、安抚患者紧张情绪、帮助患者坚定信心,消除其恐惧感。

身为家人需要做好哪些协助治疗工作

怀孕是大多数女性一生中要经历的大事,也是影响一个家庭的大事,但这个过程却极有可能影响女性的健康。在妊娠及分娩的过程中,无论是顺产还是剖宫产,增大的子宫和胎儿都会对女性盆底结构造成损伤,导致盆底肌肉功能障碍,同时孕激素也会导致盆底肌肉松弛。所以,妊娠分娩导致的盆底功能障碍,其恢复过程也是艰难而曲折的,产妇及其家人应重视盆底问题,

214

尽早地、科学地进行康复训练,积极预防盆底疾病,使产后损伤的盆底肌快速康复。

那是不是说如果女性不经历怀孕过程就能避免盆底疾病呢?并不是。除了上述原因外,肥胖者、慢性咳嗽、慢性便秘以及长期重体力活动的女性由于长期腹部压力增高,也容易罹患盆底疾病。所以这类人群及其家人也应该密切注意,提高警惕,做好体重管理、避免重体力活动,及时治疗慢性咳嗽及便秘。

盆底功能障碍最常见的表现为尿失禁,但尿失禁也是最容易被轻视的。首先,女性尿失禁中约一半为压力性尿失禁,就诊率很低,长期以来不为医患双方所重视,但尿失禁为女性带来了极大的困扰,且一部分女性因受传统观念的束缚,羞于启齿。其次,盆腔脏器脱垂在临床上也很常见,其发病率随年龄、产次上升而上升。此外,生产所造成的盆底肌损伤还会对性生活造成影响。盆底疾病看似不严重,但对女性及其家人的生活和健康造成严重的影响。

中老年女性是女性盆底功能障碍的高发人群,盆底功能障碍在年轻女性中也不少见,其主要的诱因就是妊娠和分娩,尤其是经阴道的分娩,如果在产后没有获得良好的盆底功能恢复,盆底功能障碍的发病率将升高,但值得注意的是,无论是自然的经阴道分娩还是剖宫产都会导致盆底功能障碍疾病。那作为这类易发人群的家人,我们需要做些什么工作呢?

首先,我们应该提高防病意识,仔细了解家人情况,如有家人属于此类疾病好发人群,则应提高防病意识,及时消除易感因素,如产后及时康复、减肥、治疗慢性咳嗽及便秘等。

其次，我们应及时发现潜在疾病，如前所述，一些女性患者因各种各样的原因，对盆底功能障碍羞于启齿，所以我们应密切注意家人情况，是否存在咳嗽喷嚏时漏尿？是否存在盆底脱垂？是否有出现性生活异常？一旦发现，应鼓励家人正视疾病，及早治疗。

再次，作为患者家人，我们应该积极地参与到患者的治疗中去，协助她们做好治疗工作。产后对盆底肌肉功能给予正确的评估和及时有效的康复是最重要的，盆底肌肉功能恢复有其黄金时间，越早训练效果就越好。即使已经过了产后的黄金训练时期也没关系，因为只要逐步锻炼起来，就能够起到促进盆底肌肉康复的作用。产后进行盆底康复训练的凯格尔(Kegel)运动是一种简便易行的、在家就能做的盆底康复训练法。可以帮助提醒家人及早、规律进行盆底康复训练。

最后，我们应定期为中老年人、特别是更年期女性进行盆底功能检查，如果发现有漏尿、盆腔脏器脱垂等症状，应及时就医。盆底功能障碍的非手术治疗主要有盆底肌锻炼、生物反馈疗法及电刺激疗法，这些方法可以使受损伤的肌肉、神经功能得到真正的恢复。对于重度的患者或保守治疗失败的患者，则需要手术治疗，手术的目的是重建和修复盆底的支撑结构，恢复器官功能。但无论是保守治疗还是手术治疗，最重要的是，女性要保持良好心态，不讳疾忌医，积极面对盆底疾病。

在家中如何协助患者进行良好的心理建设

盆底功能障碍是育龄产后女性及中老年女性的多发病、常见病,其临床表现主要为尿失禁、盆腔脏器脱垂、性功能障碍及反复的泌尿系感染。部分女性因受传统观念的束缚,对于该疾病羞于启齿,导致无法及时治疗,患者不愿外出社交,无法与社会接触,故而又被称为社交癌。该疾病严重影响患者的生活治疗以及身心健康,已成为日益严重的社会卫生健康问题,对于患者的治疗不应仅仅停留在躯体疾病层面,更应多多关注其心理层面的变化,及时予以疏导,而在这过程当中,医护的治疗只是局限于治疗过程中,而其余的时间都是与家人相处,家人的陪伴关心及帮助是极其重要的,家人应多多注意患者的心理情况,及时疏导。

首先,对于一些盆底功能障碍易患人群,家人应做好知识普及及心理预期,如一些产后女性、肥胖女性、慢性咳嗽或便秘女性以及从事重体力活动女性,家人应多多普及疾病预防知识,做到尽早预防,做到"上医治未病"。

其次,对于一些已经发生该类疾病的女性患者,家人应多多关心,不要疏于观察。很多患者不认为自己患病,认为自己老了或早衰,还有一些患者知道患病但羞于启齿。对于这些患者,平时生活中都会有一些蛛丝马迹,如常常跑厕所、频繁更换内裤、不愿喝水、不愿社交、不愿出远门,家人可细心观察,善加引导。让患者知道,这是一种常见的疾病,应该向医务人员求助,疾病早发现、早诊断、早治疗,切勿延误最佳治疗时机。

再次,盆底功能障碍虽不危及生命,但却影响患者的生活与社交,易产生自卑、情绪低落、性欲低下等问题,作为家人,要及时给予心理疏导及关心,让患者感受到关爱及家庭的温暖,让患者治疗疾病有家人一同度过,使患者对疾病有全面科学的认识,积极面

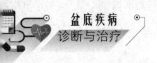

对疾病,增强对抗疾病的信心。同时,家人也可以在心理陪伴的过程中得到更多更完善的患者心理、生理、社会资料,也为医务人员更好的治疗疾病做好准备工作。

最后,因为盆底功能障碍是一个慢性疾病,其治疗过程较长,甚至会有曲折,很多患者在治疗过程中因为一些不顺利或进展较慢从而放弃治疗,十分可惜。作为家人,在这个阶段也应做好患者的心理陪伴及心理建设,应让患者知道,疾病治疗是一个漫长的过程,好在该疾病不致残不致命,治疗的时间很多,治疗的手段也很多,切莫半途放弃。

日常生活中有哪些不良姿势会损害盆底功能

1. 如何保护盆底功能?

盆底肌无时无刻不在保护着盆腔器官,保护盆底肌首要一点就是要学会很好地跟腹压对抗,避免出现急剧的腹压增高。

避免弯腰抱孩子,减少腹压和对腰的损伤。

太胖也会损伤盆底肌,腹部的脂肪太多,腹压就会更大。

如果血糖血脂异常,也会导致盆底肌神经的损伤,长时间的身体负重,重力直至盆底肌,导致脱垂概率大大增加。

长期慢性的咳嗽对盆底肌更是慢性的损伤,加上慢性呼吸道的疾病,体质很弱,对盆底肌的状态也会造成很大的影响。

便秘是盆底障碍疾病最怕的一个问题,但是脱垂和阴道的膨出常常又伴随着便秘,当用力排便的时候,特别是蹲厕,虽然蹲厕能够很好地放松盆底肌,但是深蹲动作本身也会产生腹压,所以建议坐厕会更好一些。注意调整饮食。

生活中还有很多动作是瞬间增加腹压的,干预生活的习惯可以很好地避免直接加压给盆底肌,比如憋气、骑自行车、抽烟、举重、蹦蹦跳跳都可能会增加盆底肌的损伤,所以保护盆底肌从减轻腹压开始。

2. 哪些不良姿势会损害盆底功能?

(1) 小便踮脚:有人在马桶上,不经意间会踮脚尖,这样腹部会施力排尿,尿道实难放松,膀胱内的尿液因此可能排不干净,是尿频的隐患。

(2) 悬空小便:公共厕所的马桶最被嫌弃,很多人会将臀部悬空,以半蹲的姿势高难度小便。这样,排尿时本应放松的盆底肌肌肉,反而用力收缩,长期不当收缩,久之则松弛而造成尿失禁。

(3) 蹲在马桶垫上:有些人,直接蹲在了马桶垫上,被批评素质不高的同时,对盆底肌也将造成极大的伤害,因为这种高技巧的动作,会为了保持身体平衡,肌肉不自觉用力,自然是大忌。

(4) "玩"尿:有的人为了感受盆底肌的收缩,会游戏似的中断小便,长期如此,盆底肌也会受损。生活中要尽量放松、尽量少压迫,保护好我们的盆底肌。

日常生活中可以做些什么来预防感染

日常生活中,一旦发生尿路感染,我们的身体就会发出信

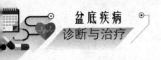

号,以此做出警示,诸如排尿不畅、尿频、尿急、尿痛等尿路刺激症状,还会出现发热等现象,去医院检查体检会发现白细胞计数增高。这个时候,医生会安排一些相关的检查,并结合主诉作出判断,以此来判断出何种因素引起的感染,并做出相应的治疗。很多人说我上次感染明明治好了,怎么这次又感染了呢?总是很困惑,其实很多人在治疗期间往往都半途而废,看病只看一半;总觉得症状缓解了就是好了,治疗不彻底,导致病情反复。那日常生活中我们应该怎么做,做些什么来预防感染的发生呢?总的来说,最简单有效的方法如下。

(1) 保证每天的饮水量,每天饮水量在 1 500～2 000 ml。因为肾脏排泄的尿液,对膀胱和尿道起着冲洗作用,有利于细菌的排出,每天大量饮水,2～3 小时排尿一次,能避免细菌在尿路的繁殖,这是预防感染最实用有效的方法。有些人不喜欢喝白开水,那饮茶水或花茶也有一定的预防作用。

(2) 注意个人卫生,勤换内裤。女婴要勤换尿布。

(3) 老年人尿路感染的原因较为复杂,其中情绪波动,如生气、悲伤、急躁等也会有一定影响,所以平时一定要注意做好心身调节,退一步海阔天空。

(4) 避免穿过紧的内裤,内裤宜使用纯棉制品。女孩子可不要为了好看常穿紧身衣,男孩子也不要常穿牛仔裤。

(5) 毛巾、水盆应分开使用(洗脸、洗脚、洗屁屁都要分开),不要用公共浴盆洗浴。

(6) 不要直接坐在未消毒的公共马桶上,可以用一次性坐垫,更安全卫生。

（7）外出旅游、开会、乘车时间有时会比较长，不可因上厕所不方便不喝水或长时间憋尿，这样容易产生尿路感染问题。

（8）平时一定要劳逸结合，不可过度劳累。每天安排规律的作息时间，早睡早起身体才棒！

（9）尽量避免使用尿路器械和插管。在必须使用时，要严格消毒。

（10）去除慢性感染因素。糖尿病、慢性肾脏疾病、高血压等多种慢性疾病会使得全身抵抗力低，易发生尿路感染。因此，对上述疾病给予积极治疗，是平素日常生活中不可缺少的一个措施，也是治疗感染的重要环节。

1. 针对广大女性朋友比较关注的预防小秘诀有哪些呢？

洗澡建议洗淋浴，不洗盆浴；清洗顺序应先洗外生殖器，后洗肛门，避免交叉感染。

那些免疫力低下的女性朋友们在经期不建议使用卫生棉条。有些女性朋友很爱干净，往往会过度清洁，这样也是不可取的！

如果治疗某些疾病时需要进行坐浴的话时间不要太长，时间太长有可能会使细菌进入阴道。

2. 男性朋友在预防感染这一块应注意些什么呢？

男性如果包皮过长也容易引起尿路感染，必须每日清洗，保持干净；当然如果可以的话也可以去医院里做个包皮手术。

控制一下频繁不洁的性生活，性生活后需要去厕所排空膀胱。

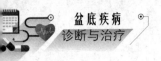
如何做好前列腺的保健与前列腺炎的预防

　　患者老王,反复好发前列腺炎,经过多次治疗终于好转。这次前列腺炎的发生让其痛苦不堪,医生嘱其戒烟戒酒。可老王说他也很少喝酒,饮食上也以清淡为主。当医生详细询问了老王的生活状态,听了医生的详细讲解,老王终于明白了其中的缘由。原来,生活压力大也是原因。众所周知,前列腺炎的患病原因很多,生活中有很多的细节都会引起前列腺疾病,所以大家不要忽视生活中的小细节,做好预防工作。那么做好前列腺炎的预防之前,我们先来了解一下哪些男性人群好发前列腺炎呢?

　　前列腺炎更好发于经常吸烟、饮酒的人群,如商人、从事公关业务者。这些经常大量饮酒并经常进食辛辣刺激性食物的人群、职场工作压力大的人群、频繁手淫的未婚青年人群、已婚夫妻分居、缺乏规律性生活途径的人群、长途汽车司机等需要憋尿的人群、刚结婚性生活过于频繁的人群。

　　前列腺炎的治疗是一个漫长的过程,患者经常在花费大量时间、精力和财力之后,症状缓解仍然不明显。就像前面案例中的老王一样。于是,很多患者就会在心理上对治愈该病失去信心,长期生活在一种挫折感之下,严重影响了正常的生活和工作。大家是不是都迫切地想知道如何做好前列腺炎的保健预防呢?

首先,应重视精神情志的调节,保持舒畅的心情,避免生气发火、抑郁、恼怒、恐惧等这些情绪的爆发。

饮食方面要注意忌食辣椒、葱蒜、生姜、咖啡、酒精等刺激性食品,这些食品对男性的影响固然是因人而异,但为了健康还是少食为好,以免引起前列腺充血。

如果得了上呼吸道感染,那一定要积极治疗,因为细菌或病毒等感染也会诱使其病情加重。

温水坐浴、会阴局部热敷可以改善前列腺及其四周的血液循环。

前列腺按摩,即通过对前列腺的直接挤压刺激达到治疗该病的目的。有条件的可以每周一次,一般由泌尿外科医生来完成。外科医生中流传着一句谚语:引流是外科的原则,死腔是外科的大敌。前列腺推拿不仅可以改善前列腺的血液循环,还可以使淤积在前列腺内的液体、脓液等引流出来,起到治疗的作用。

男性朋友们平时要合理安排日常生活,适当进行文体活动,起居有常,劳逸结合,增强体质。调节精神,慢跑尤益于此病之恢复,并且不宜久坐、长时间的骑车等。因为长时间地骑、坐可以引起盆腔充血。所以不要长时间的骑车,坐着不动。尤其是那些办公室人群、出租车司机先生们一定要注意。

平时要多喝水,增加排尿量,还需要多吃蔬菜水果,保持大便通畅。尤其是年纪大且不太爱喝水的男性朋友们一定要注意。还应注意有规律地进行性生活,避免纵欲和手淫以及强制性禁欲,性生活太过与不及皆可使前列腺慢性充血,于病情极为不利。

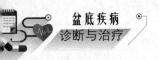

医院里有类似于离子透进、微波治疗等均可以减轻局部炎症,促进吸收,从而改善患者的生活质量。

当然,还有一些针对男性预防前列腺炎的保健操,这里略举一二,如下。

第一节:取仰卧位,两手臂枕于头后,双腿伸直,双足稍分开,吸气时用力收缩臀部肌肉,同时紧缩上提肛门,坚持5～10秒,然后随呼气放松肌肉,重复3～5次。

第二节:取仰卧位,两手枕于头后,屈膝足掌着床,两足略分。用力将腰背及臀部上抬,吸气并同时收缩会阴部肌肉并上提肛门,坚持5～10秒,然后呼气并放松肌肉,姿势还原,重复3～5次。

盆底功能障碍性疾病有哪些日常需要注意的健康饮食指导建议

患者小新(化名)28岁,足月顺产后诊断为盆底功能障碍。有研究表明,咖啡因摄入会加重患者盆底尿路疾病症状,故而建议尿失禁和膀胱过度活动症(OAB)患者避免过多摄入咖啡因(每天不超过200 mg,约两杯)。除了咖啡因还有人工甜味剂(如阿司帕坦、阿斯巴甜)和一些其他食物(如辛辣食物、柑橘汁、西红柿衍生产品、碳酸、酒精饮料等产品)可能在盆底疾病中扮演重要角色。现代女性生活压力较大,饮食上往往不太注意。为了让大家更加直观地了解并能够铭记于心,下图(图69)详细列举了几种常见的生活饮食小陷阱。各位朋友一定要小心谨慎食用。

1. 碳酸饮料
碳酸饮料和苏打水等气泡饮料会刺激膀胱。

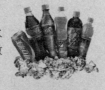

2. 咖啡因
咖啡、茶、能量饮料和可乐都利尿。

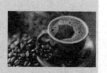

3. 巧克力
巧克力含咖啡和酸,少吃且不在傍晚吃。

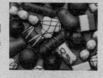

4. 柑橘类水果
橙子、柚子、柑橘、柠檬都是酸性的,会刺激膀胱。

5. 酸性水果
酸性水果(如菠萝/椰子/柑橘等)会刺激膀胱。而且,苹果、香蕉和葡萄也会刺激膀胱。

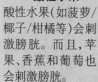

6. 西红柿
酸性食物也会刺激膀胱,加重膀胱过度活动症。

7. 酒精
任何含酒精的液体都会产生利尿作用。喝酒还会影响大脑向膀胱发送排尿信号。

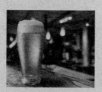

8. 辛辣食物
辛辣食物会刺激味蕾,让人忍不住多喝水。

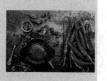

9. 糖
人造甜味剂、糖和蜂蜜可能会引发尿失禁。

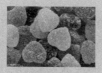

10. 生洋葱
生洋葱会刺激膀胱,将洋葱彻底煮熟再吃。

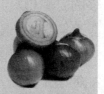

11. 调味品
酱油、醋、番茄酱和蛋黄酱等调料中都会刺激膀胱。

12. 加工食品
人工香料、防腐剂和添加剂可能会刺激膀胱。

图 69　刺激膀胱的常见食物清单

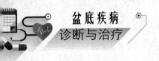
随着生活水平不断地提高,大家也越来越关注自身的健康问题,通常来说要忌辛辣和寒凉等食物,正常饮食即可。从营养学角度来讲盆底功能障碍性疾病为肌肉韧带疾患所致,所以多摄入蛋白质,胶原蛋白等,能够加强女性盆底肌肉韧带的强度,对疾病的恢复有一定的帮助。

对于夜尿症患者有哪些起居指导

杨奶奶八十多岁了,睡不踏实,晚上老是起夜,每隔一两个小时就要去卫生间一次。杨奶奶和自己的儿子儿媳妇住在一起,子孙们也很孝顺,晚上经常会去杨奶奶房间查看。但杨奶奶总是觉得麻烦了孩子们,晚上起夜也不叫子女,觉得自己可以。有天晚上她怕吵醒家人,去卫生间没开大灯,结果一不小心绊了一下,差点就摔倒了,家里人也很着急。老人年纪大了,往往会有很多的问题出现,其实家人照顾老人也会很辛苦。而现实中夜尿多是老年人中普遍存在的一个问题。原因一方面是因为人体老化,肾脏功能下降,晚上产生的尿液增多;另一方面各种老年慢性病如糖尿病、高血压等都可能会增加夜尿次数。

综上所述,夜尿增多会给老年人带来诸多不良的影响,其中最明显的影响是睡眠不足,睡眠质量下降,继而造成精神紧张、焦虑、情绪波动等心理问题。除此之外,经常起夜会成为老年人意外跌倒的一个独立危险因素,老年人身体机能下降,意外跌倒的致残风险非常高。要减少老年夜尿增多引起的各种不良影响,除了使用特定的药物外,也可以从调整日常生活习惯入手。有夜尿多问题的老年人,日常生活中可以参考以下的方案。

1. 合理安排作息时间

夜尿增多会影响晚上睡眠质量,造成早上精神倦怠,所以不少有夜尿多问题的老年朋友都会有午睡的习惯。如果午睡时间过长,晚上的睡眠质量也会受到影响。这样就形成了一种日夜颠倒的习惯。建议夜尿多的老人白天睡眠时间不要超过2小时,家里人可以设定一个时间,到点了及时叫醒老人;同时做到劳逸结合,晚上不要熬夜,坚持进行适量的、低强度运动。如散步、健身操等可以促进睡眠质量的提升。

2. 养成良好的饮食习惯

其实大多数夜尿问题都与患者晚上摄入太多水分有关。有夜尿多问题的老年人建议全天液体摄入控制在 1 500～2 000 ml,而且要尽量避免饮酒、咖啡、浓茶等。尤其是男性同胞很喜欢喝浓茶,但咖啡、茶水这些饮品进入人体后产生的咖啡因具有一定的利尿作用,并且会降低睡意,所以需要大家重点关注。人体摄入水分并不局限于饮用液体,如果进食大量水分含量多的食物也会引起夜尿增多问题。所以建议老年人晚上应该尽量避免进食这些食物,如汤类和黄瓜、梨、西瓜等含水量高的蔬果。如果是糖尿病患者要求加餐,可以考虑以饼干等干粮为主。

3. 做好预防跌倒的措施

首先家人们切记一定需要正确评估老年人的身体状况,老年人的肌力、平衡力、视力等都会随着年纪的增长有不同程度的衰退,有的老年人还会合并有糖尿病、心血管疾病及失眠症等。降糖

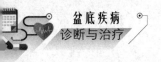

药、降压药、安眠药等可能会降低夜起时的行动能力,增加跌倒的风险。然后从老年人的生活各方面出发,做好预防跌倒的措施。

(1) 生活环境:家里提供给老年人的居住环境应该宽敞,照明开关应该尽量靠近睡眠位置,这样可保证老人在夜起时能够第一时间照亮室内,也可以把老年人的卧室安排在靠近卫生间的位置。某些行动能力很差的老人可以在房间中准备尿壶等直接排尿用具。同时注意居室保暖,因为寒冷也会刺激排尿。居室家具摆放位置不要太密集,也不要放置地毯,以防磕绊。

(2) 衣物护理:老年人夜间衣物穿着应该宽松,裤脚稍短,不要选择有裤头系带的裤子,避免解系带时手忙脚乱及裤子拖拉绊倒造成摔伤。被子也要注意不要太过沉重,厚重的压力也可能会加重尿意。

(3) 家人陪护:避免让老年人独居,亲人及看护陪伴不仅有助于缓解老人的孤独感,同时可以方便照顾老年人的起居。晚上老人起床上厕所如果自己还未睡应该尽量陪伴老人一同上厕所。可以在老人的房间中放置摇铃或者其他呼叫物品,便于知道老人什么时候起夜。

(4) 自我护理:老年人在夜间觉醒后,应该先保持安静平躺30～60秒,以便镇静安神,同时打开身边的光源。坐起后双腿悬垂坐于床边60秒,不要急于下床,因为由卧位改为站位时,出现体位性低血压是引起跌倒的常见原因。

4. 做好心理指导工作

由于慢性疾病的困扰,不少老年人的精神可能长期处于紧张状态,容易出现焦虑、抑郁等情绪。不良的精神状态很难保证晚上的睡眠质量,医生和家人应该多给予指导,让老年人正确认识疾病,减少思想上的顾虑。以目前临床上的医疗技术,老年人夜尿增多问题其实完全是可控可治的,无须过分担心。去氨加压素在临床上常用于治疗儿童夜遗尿,但相关的研究证实,口服醋酸去氨加压素是治疗老年男性夜尿增多症的一种有效安全的手段,有需要的患者可以咨询自己的主治医生。

盆底手术术后居家护理需要注意什么

杨阿姨今年 67 岁了,三年前做过一次膀胱憩室切除术。后来一次重感冒咳嗽后出现了小便失禁的现象,一开始杨阿姨不以为意,渐渐地就演变成了一拿重的东西、一跑一跳小便就漏了出来,以至于杨阿姨连广场舞都不敢去了。到医院一查,原来是出现了压力性尿失禁,医生说保守治疗效果不明显,需要手术。手术很顺利,杨阿姨要出院了,但医生说杨阿姨回家后还有一些问题需要注意一下。

1. 请问回家后我可以跳广场舞吗?

答:术后至少一个月内不建议广场舞等一些比较剧烈的运动,回家还是要适当的休息。既要保持下床运动又不要过度运动,手术后一定要听从医生与护士的建议。

2. 家里有个一岁的小朋友要带,回家后我可以抱小孩和做家务吗?

答:不可以的。术后三个月内不可以有抱小孩、提拉大于 5 kg重物等重体力活动,避免增加腹压。平时不要坐很矮的小板凳,

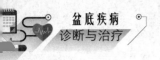

不要做下蹲、深蹲等动作。还有,切记回家注意保暖,当心受凉感冒引起慢性咳嗽,频繁的咳嗽也会增加腹压,引起盆腔脱垂。

3. 平时有便秘该怎么办?

答:平时还要注意多喝水、多吃蔬菜水果,现在刚开始恢复饮食,回家还是要注意进食一些比较好消化的食物,比如粥、面条等,避免辛辣刺激性食物。平时可以适当地走动以促进肠蠕动,这样的话可以保持大便通畅。如果两三天都不解大便的话就是便秘了,千万不可以强行大便,可以适当用一些缓泻剂,比如开塞露缓解便秘,同时来医院让医生给您开点乳果糖缓释剂口服。

4. 回家自己洗澡没问题吧?

答:可以的,不要盆浴,要淋浴。洗的时候水温不要太高,时间短一点;您年纪稍大,又是刚手术完没几天,洗的时候最好有家人陪着;切记注意伤口保持清洁干燥。

5. 医生说要带导尿管回家,还要留一个星期,怎么办? 这又不是在医院里有医生护士在,我回家自己怎么弄呢?

答:(1) 每天最少清洁会阴部一次,可以买一次性湿纸巾,一次性湿纸巾卫生干净。天气凉的时候可以用温水。最重要的是要把分泌物清洁干净,尤其是大便后一定要做好清洁工作。

(2) 每天要多喝水,一般在 1 500 ml 左右,避免尿路感染。

(3) 尿袋不可以随便放地上,尿袋里的尿到一半的时候就要及时倾倒。

(4) 尿袋位置要低,要处于腰部以下(低于膀胱的位置),否则尿液倒流容易导致尿路感染。

(5) 观察尿液颜色,尿色浑浊、血尿,要及时到医院就诊。

总之,出院后一定要注意做好自身的防护,按时门诊随访。

健康中国·家有名医丛书
总书目

第一辑

1. 下肢血管病诊断与治疗
2. 甲状腺疾病诊断与治疗
3. 中风诊断与治疗
4. 肺炎诊断与治疗
5. 名医指导高血压治疗用药
6. 慢性支气管炎诊断与治疗
7. 痛风诊断与治疗
8. 肾衰竭尿毒症诊断与治疗
9. 甲状腺功能亢进诊断与治疗
10. 名医指导合理用药
11. 肾脏疾病诊断与治疗
12. 前列腺疾病诊断与治疗
13. 脂肪肝诊断与治疗
14. 糖尿病并发症诊断与治疗
15. 肿瘤化疗
16. 心脏疾病诊断与治疗
17. 血脂异常诊断与治疗
18. 名医教你看化验报告
19. 肥胖症诊断与治疗
20. 冠心病诊断与治疗
21. 糖尿病诊断与治疗

第二辑

1. 尿石症诊断与治疗
2. 子宫疾病诊断与治疗
3. 支气管哮喘诊断与治疗
4. 胃病诊断与治疗
5. 盆底疾病诊断与治疗
6. 胰腺疾病诊断与治疗
7. 抑郁症诊断与治疗
8. 绝经期疾病诊断与治疗
9. 银屑病诊断与治疗
10. 特应性皮炎诊断和治疗
11. 乙型肝炎、丙型肝炎诊断与治疗
12. 泌尿生殖系统感染性疾病诊断与治疗